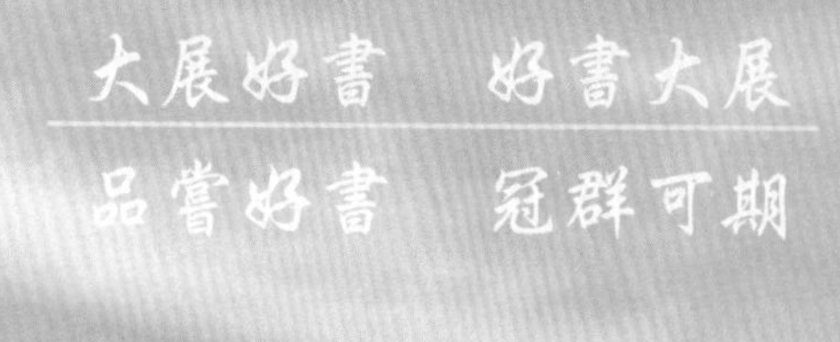
大展好書　好書大展
品嘗好書　冠群可期

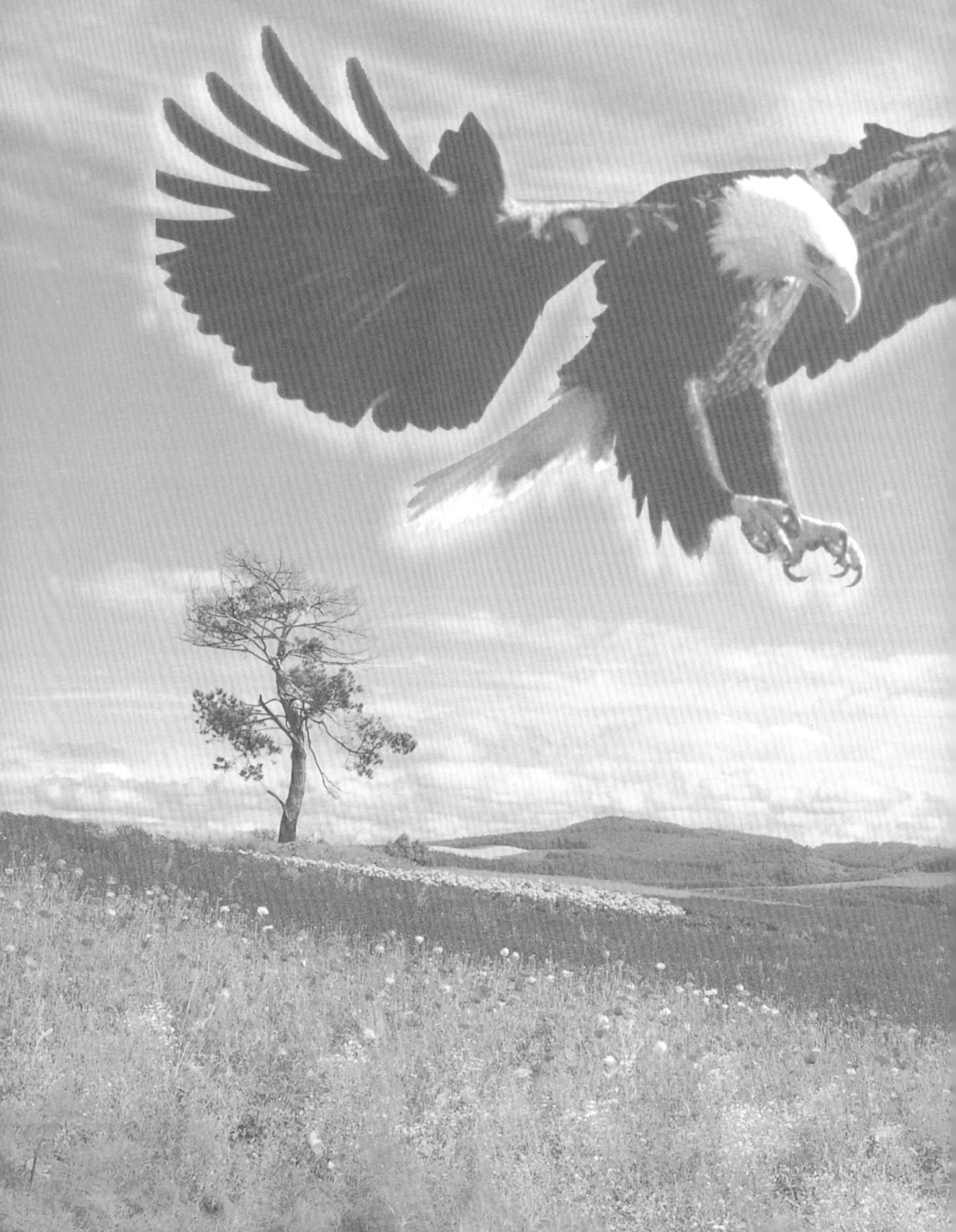

養生保健2

中國氣功圖譜

余功保／編著

大展出版社有限公司

著名學者、書法家啟功先生為本書題詞

古典氣功養生精粹

啟功題

前　　言

在綿延不斷的人類社會中，人的生命長短與質量是其永恆研究的課題之一。

健康與疾病的矛盾運動，產生了無數智慧的火花，成為人類科學文化遺產中重要的組成部分。人類歷史是不斷認識自然、適應自然、改造自然，也是不斷認識自身、完善自身的歷史。這種實踐活動使得人類社會、人體本身不斷進步、不斷昇華，脫開種種束縛而逐步走向自如。氣功正是在這種追求中產生的偉大文化遺產之一。

「人生之於自然，與自然有著密切的聯繫」，這是氣功的核心思想之一。對於自然奧秘的探究是科技發展的重要方式。中國古代也正是把氣功作為一門科學來加以研究，才使得它形成了自己獨具特色的實踐與理論體系。

氣功的功能有多種，但始終圍繞著提高人的健康層次和思想層次而展開。這也是古代社會與現代社會所共同需求的養料。作為一種古老的運動形態，而使之具有嶄新的實用價值，這正是我們今天研究、整理氣功的意義之所在。

氣功在中國的產生、發展，已有數千年的歷史。儘管古時它以多種名稱（如導引、吐納、坐禪、練丹、行氣等）而存在，並且在多種渠道中（如宗教、醫學、武術、藝術等）廣為流傳，但其中心則是以修身養性、延年益壽為目的。在中國古文獻中存在著大量氣功資料，也出現了為數不少的氣功家。在經歷了數千年的不斷補充之後，形成了一整套較為完備的練功方法與練功理論框架。

中國氣功有著自身特殊的思維方式。它十分注重靈感思維，強調在超覺狀態中的體悟與身心淨化，因此，它的健身與益智作用是兼存並蓄地並聯在一起的。同時，它也並不忽視形象思維，並由此發展成兩套值得重視的「語言」體系——「體態語言」與「符號語言」。前者是以身體各個部分的種種姿態（或動或靜）來表達對於生命運動規律的理解和體現（且衍化生成了衆多的功和術）；後者則是以簡約的符號來闡釋深奧的理、法（八卦符號為其典型代表之一）。這些特點在傳統氣功圖示中得到了充分的展示。

氣功作為古人一項生命淨化活動，一直伴隨著中國文化的發生和發展。「氣」，作為中國文化的建構因子，徜徉於傳統文化的各個領域，使各文化形式相和相長，氣功也在這個大的文化環境中，玉汝而成中國突出的文化品類。

而中國文化整體的多向統一構合性，如它的直覺內省的思維觀照方式，又加深了氣功與其他傳統文化形式之間的構合，使之渾然圓通。對氣功體系的研究，使我們體驗到中國傳統文化的特有氣息，因此它是認識和了解中國文化的一個角度和途徑。

人體存在著種種奧妙，是個複雜的系統，這使得氣功具有繁複艱深的一面，加之有人「可悟不可言」的大肆渲染，更使其蒙上玄秘色彩。但歷代仍不乏養生研究者傾心致力於氣功的釋析，一方面以文字進行闡發，以至累計達數千萬言；另一方面就是用各種圖示——直接地或間接地、寫實地或寫意地進行圖解。這些散見於各種氣功古文獻中、為數頗多的氣功圖示，力戒繁冗，重內容而輕形式，以簡潔的構圖（有的配以簡短文字）表現氣功的理、法、術、功，具有形象性強、實用價值大的特點，受到歷代氣功愛好者的喜愛。

本書選錄了其中一些較有代表性的圖例，並配上必要的文字說明，以期對讀者的氣功研究與習練提供一些參考。

在本書理論部分，包括了基礎理論與功理二種。前者如「河圖」、「洛書」、「八卦圖」、「經絡圖」等，均為各派氣功家奉為圭臬；後者如「內外二藥圖」、「順逆三關圖」、「降龍伏虎圖」等，已廣泛滲透於傳統內養功體系中。有些氣功圖示運用精巧的構思，洋溢著天然的情趣，從中可獲得形象思維的藝術享受，≪十禪圖≫便是例子之一，可視其為儒家氣功功理。

為使本書具有較強的實用性，特選擇了數十幅功法性圖譜。這些功法多為實踐中積累下來的行之有效、針對性強而又易學易練的單式養生練習，或導引、或吐納、或意守、或行氣，姿態鮮明，它們中的許多式子已被各種古今綜合性氣功功法所吸收，產生了很大影響。

本書最後兩部分，又特地選編了「中國氣功流派圖示」、「練功十要則圖解」，以使讀者對中國氣功有個較全面系統的了解。

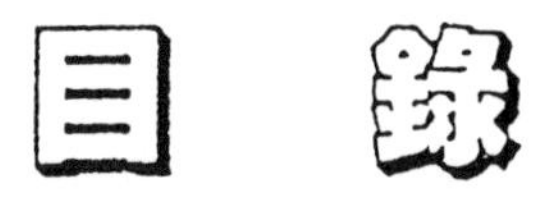

第一章　中國氣功理論

第二章 中國氣功法

第三章 中國氣功流派圖示

第四章 練功十要則圖解

第一章

中國氣功理論

河 圖 洛 書

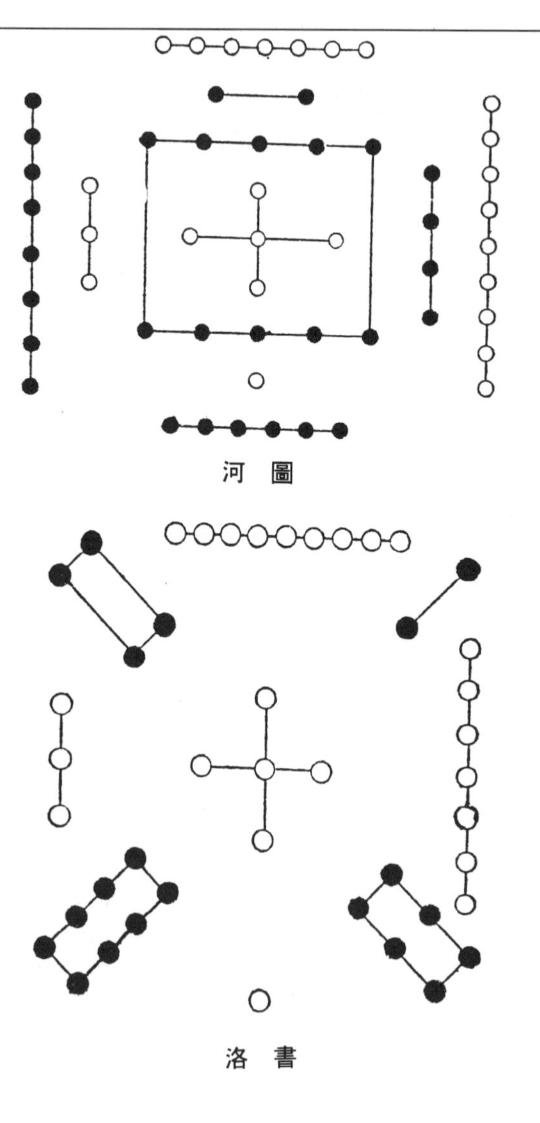

河 圖

洛 書

「河（黃河）出圖，洛（洛水）出書」，被認為是中國文化的開端，也作為「氣」理的發源。

以數喻象，以象析理，以理釋物，於是產生易，演五行而推八卦，產生了具有東方特色的認知體系，在這個體系中孕育出株株奇花異草，也誕生了中國氣功。

太 極 圖

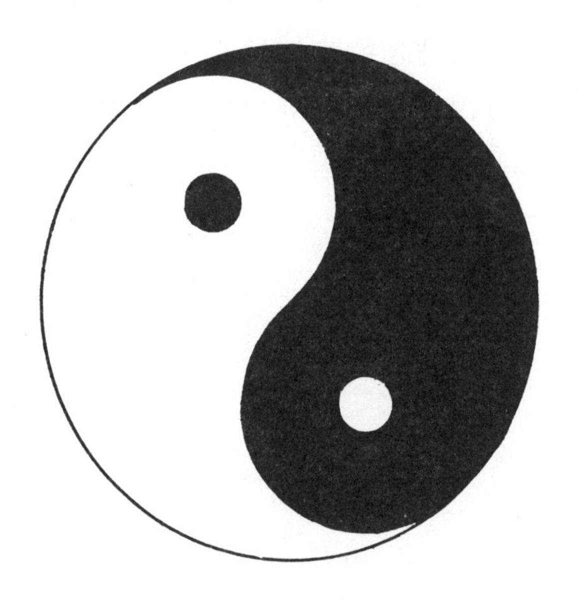

太極圖是陰陽運動規律的意象表述。圖中黑為陰，白為陽，兩條魚相互追逐代表了生生不息的運動。白中有一黑點，黑中有一白點，表示陽中有陰，陰中有陽。中間「S」線為「太極線」象徵平衡和諧的狀態。兩陰陽魚環成一圓，表示陰陽共處於同一體，它們雙方互相生成，互相克制，又互相轉化。

人體由陰陽構成，陰陽的盛衰交替便使人產生了健康與疾病的種種變化。氣功以調節人體陰陽平衡為練功指導原則，即「謹察陰陽所在而調之，以平為期。」人體的陰陽有多方面含義，如男為陽，女為陰；體外為陽，體內為陰；上體為陽，下體為陰；背為陽，腹為陰；四肢為陽，軀幹為陰，六腑為陽，五臟為陰，等等，各種生命活動現象均可歸於陰陽之中。

八 卦 圖

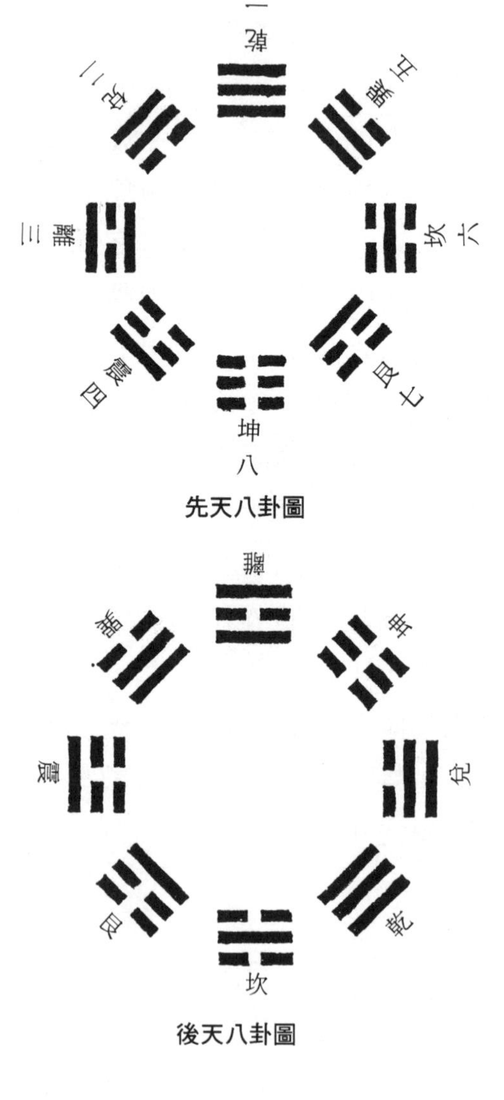

先天八卦圖

後天八卦圖

中國古人「仰則觀於天文，俯則察於地理，觀鳥獸之文與地之宜，近取諸身，遠取諸物」，創立了八卦，以此來解釋自然萬物的組成結構及興衰運動規律。八卦圖便是古代中國的世界圖示。

八卦圖以「其大無外，其小無內」為認識原則，外而括天地，內以及人身，故成為歷代氣功修持的重要基礎理論依據。

八卦圖有先天與後天之分。先天八卦圖又稱「伏羲八卦圖」，後天八卦圖又稱「文王八卦圖」。先天八卦圖中，乾在上，位南，為天；坤在下，位北，為地；離在東，為日；坎在西，為月；艮位西北，為山；兌在東南，為澤；震位東北，為雷；巽在西南，為風。在次序上，自乾一至震四，向左旋，稱為「順布」，象徵天道的運行；自巽五至坤八，向右旋，稱為「逆布」，象徵地道的運行。後天八卦圖中，離、坎、震、兌四卦陰陽交感，配置四正方位。乾、坤、艮、巽四卦陰陽不交感，配置四隅方位，即體現「乾坤退居」，六子用事」的原則。

八卦向位圖

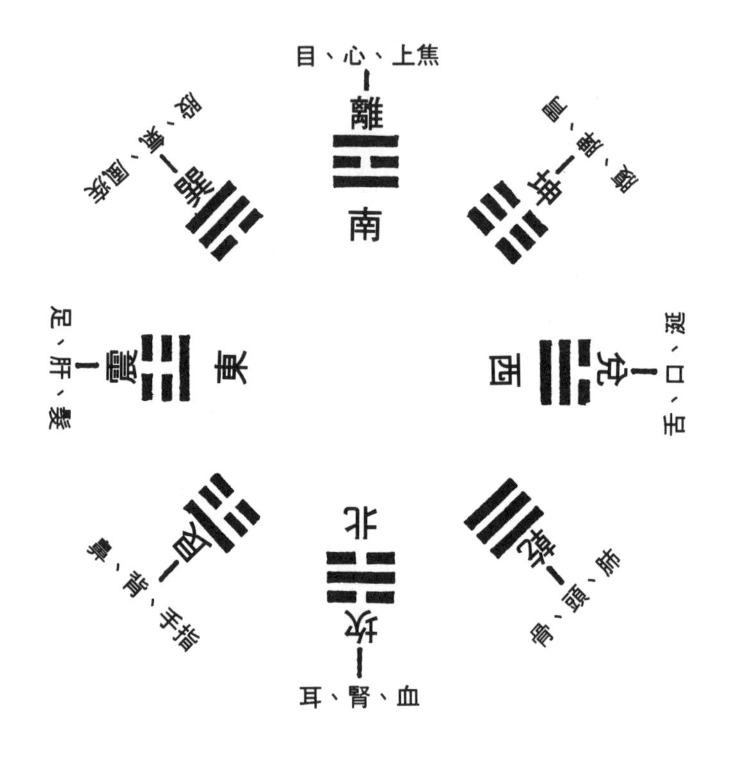

在八卦理論中，以卦的排列作為坐標系，把各種對象與之對應。其中有二方面對古典氣功理、法產生了重大影響：

方向：以離（☲）為南方，坎（☵）為北方，震（☳）為東方，兌（☱）為西方。氣功很多功法講究練功方向性，便以此為依據；

體位：把人體的一些構成成分及臟腑、部位納入八卦體系中，分別與各卦象相對應，再根據卦與卦之間關係，來製定功法程序，對應練功。具體對應如圖。

六十四卦圖

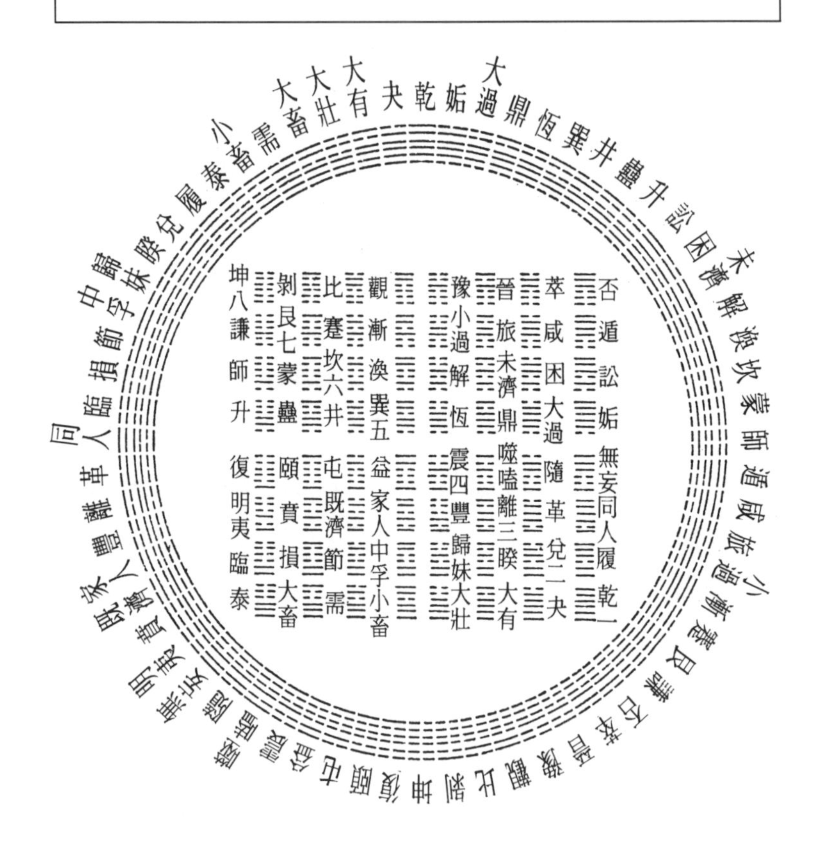

先天六十四卦方圓圖

由八卦重複組合而形成六十四卦，完成了卦象演究、闡釋氣功的基本框架，六十四卦中每卦內部及卦與卦之間陰陽爻的匹配、變化關係涵括了人體與自然周期性變化的規律，因而成為氣功修持的參照系。

六十四卦圖

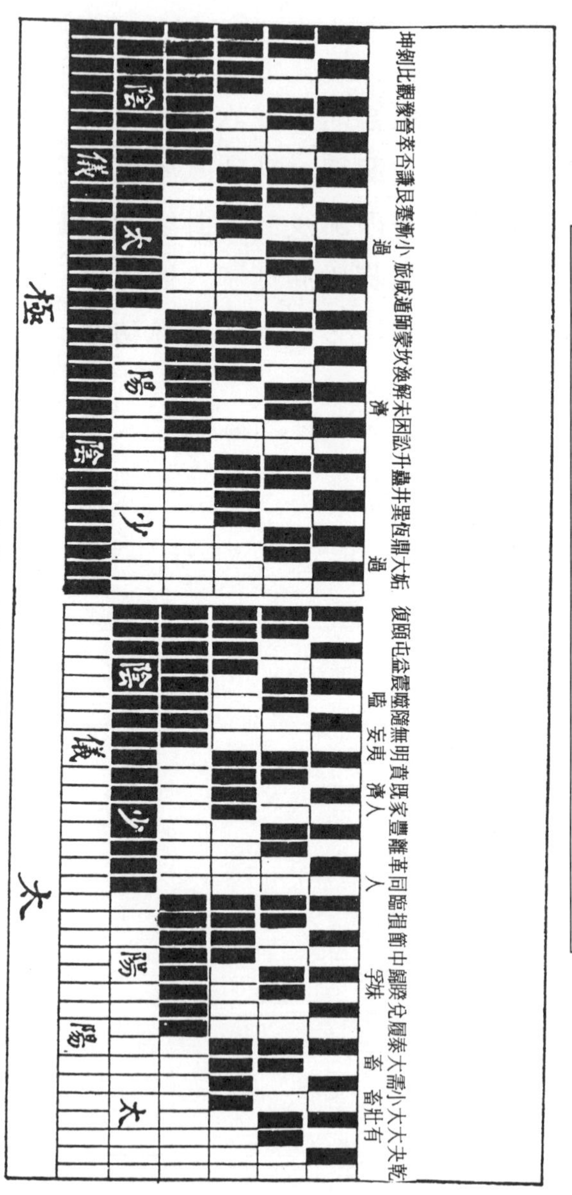

先天六十四卦橫圖

六十四卦的卦圖排列，常見的有三種：方圖、圓圖和橫圖。橫圖的次序自乾卦開始，終於坤卦。陰、陽則起於中間的震卦、巽卦，再至坎、離，再至艮、兌，而到乾、坤，所謂「圖起於中原」。橫圖兩儀中分，再環繞而成圓圖，橫圖之八卦重累則為方圖，周圍皆為八卦。方圓圖中，震巽居中，為之交接方圓，縱橫也是八個卦。圖起於中，震巽則為天之根，月之窟，六十四卦之樞紐，在人心則為寂感之交，在事物則為萬化之本，此所謂先天定位玄機。

五行生克圖

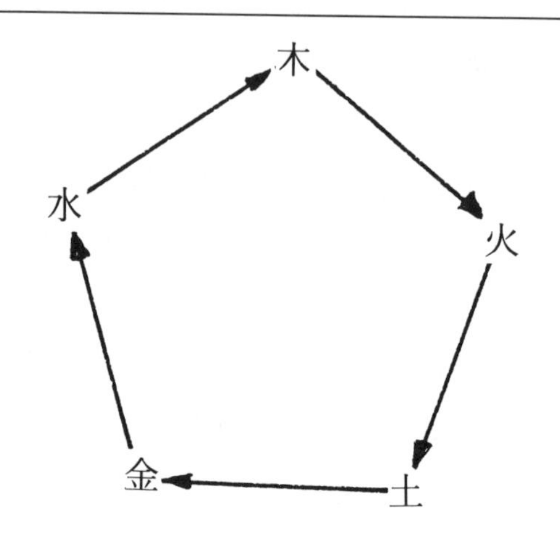

相生

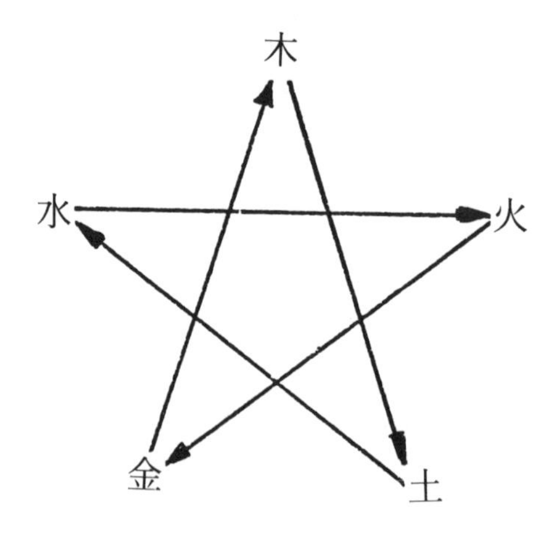

相克

以五行的相生、相克規律來表明事物之間的內部關聯，構成了五行學說的核心，也成為中醫和氣功的基礎之一。

相生：相互產生、促進、助長，木 $\xrightarrow{生}$ 火 $\xrightarrow{生}$ 土 $\xrightarrow{生}$ 金 $\xrightarrow{生}$ 水 $\xrightarrow{生}$ 木；

相克：相互抑制、克服、制約，木 $\xrightarrow{克}$ 土 $\xrightarrow{克}$ 水 $\xrightarrow{克}$ 火 $\xrightarrow{克}$ 金 $\xrightarrow{克}$ →木。

五行與八卦作為同一思維方法中產生的兩套體系，它們之中存在著對應聯繫，即：

乾（☰）一金　　巽（☴）一木
兌（☱）一金　　坎（☵）一水
離（☲）一火　　艮（☶）一土
震（☳）一木　　坤（☷）一土

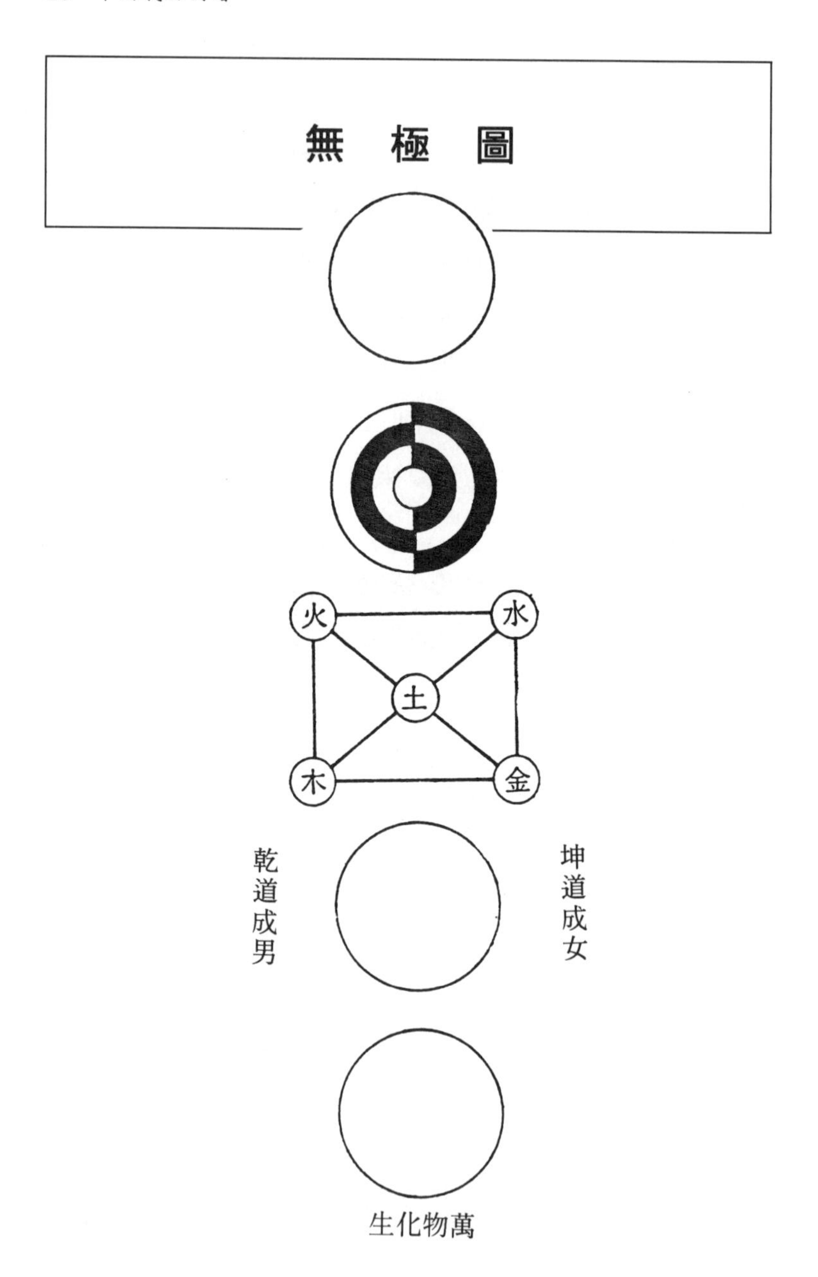
無極圖
火
水
土
木
金
乾道成男
坤道成女
萬物化生

無極為基礎，由無極而生太極。太極動而生陽，動極而靜，靜而生陰，陰極復動，一動一靜互為其根。陽變陰合而生水火木金土五行。

陰中陽為坎，為元氣；陽中陰為離，為真精。形中之精寂然不動，心中之神感而遂通。

乾為性，坤為命，二氣交感，化生萬物。

清濁動靜圖

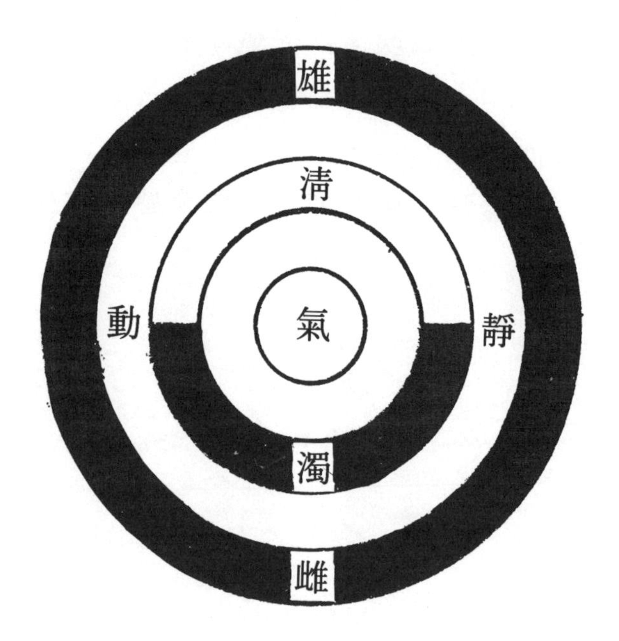

大道生一氣，一氣中分陰陽。陰濁而陽清，雌黑而雄白。知其白守其黑，知其雄守其雌，乃為內外兼備、性命雙修。清者，濁之源；動者，靜之基。人能常清靜，則無滯無礙，氣息歸根。

涵養本源圖

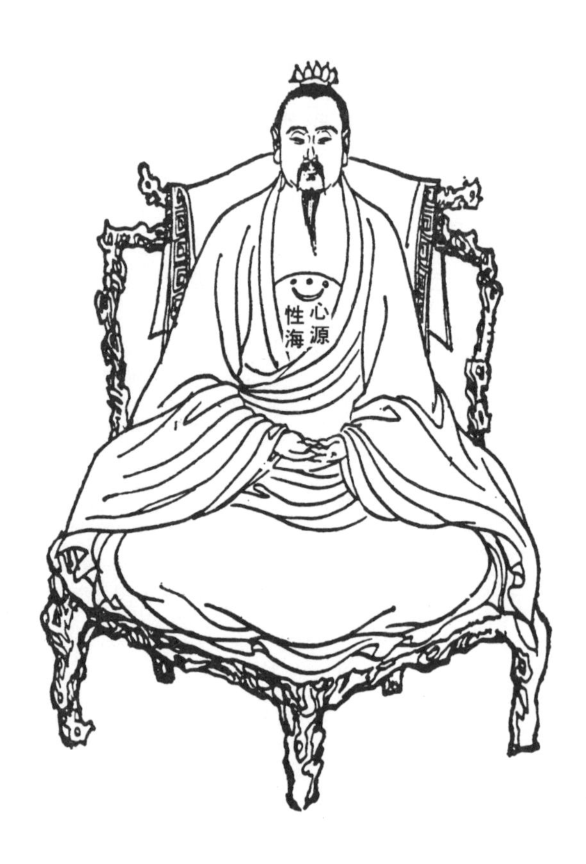

千聖一心，萬古一道。

天君泰然，百體從令。

本原即真心，心為君，君安則形體平和，疾患不生，故氣功修持的源頭在於修心，老子曰：「若夫修道，先觀其心。」儒、釋、道三家也共同將修心視為根本。

涵養本源有多法：

其一為觀竅：儒家稱「靈台」竅，道家言「靈關」竅，佛家講「靈山」竅，皆指同一心源。眼要常觀，耳要常聽此竅，舌要常對此竅，行住坐臥念念不離此竅。

其二為虛心：虛心以廣廓其量，使形神自在無礙，隨處而安，無塵無垢。

其三為摒識：除去雜念，不使意識分靜，制於外而養於中。妄念雜識一消，則智性真純。

安神祖竅圖

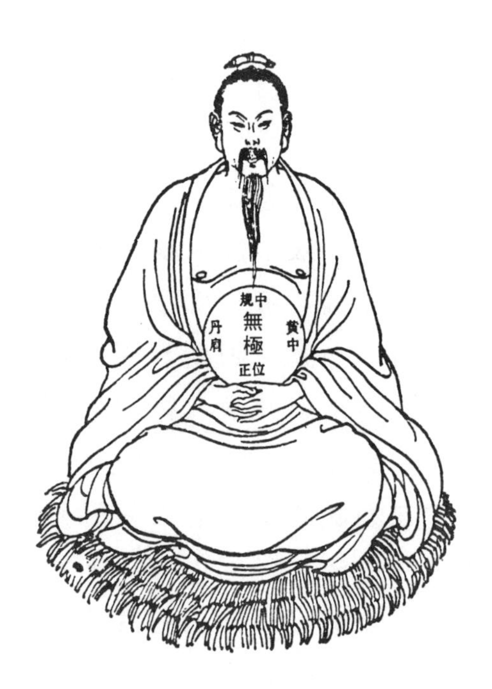

祖竅即玄牝。老子言：「玄牝之門，是謂天地根」。張紫陽曰：「修煉金丹，全在玄牝。」

安神祖竅即凝神內養，抱一守中。即守住本體，處於無極，保持先天精元之氣。≪道德經≫言：「多言數窮，不如守中。」使精神合養於祖竅，勿忘勿助，安土立身。

至深則知而不守，寂然不動，感而遂通。內外兩忘，不出不入，則神戀氣而凝，命戀性而住，不歸一而一自歸，不守中而中自守。

三家相見圖

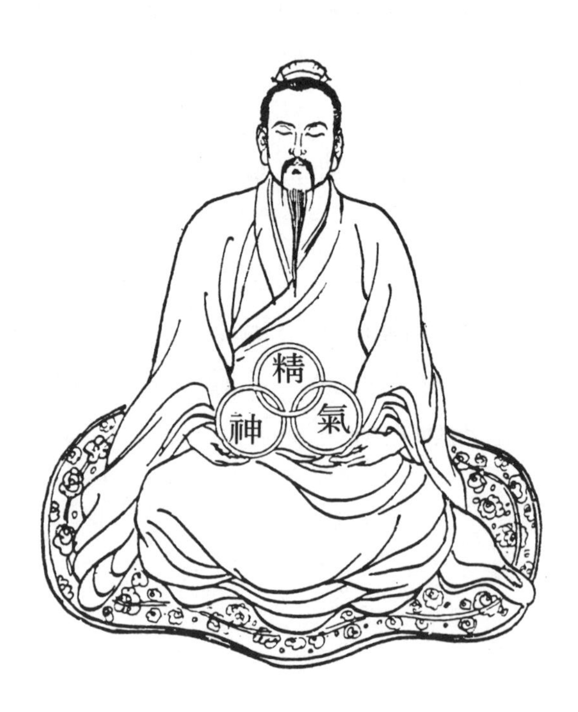

「三家相見」是氣功修持中一種高度和諧的平衡狀態。

三家指身、心、意，又將精、氣、神稱為三元。氣功中將三家相見認為是胎圓狀態，而三元合一則屬丹成。

攝三歸一，在乎虛靜。虛其心，則神與性合；靜其身，則精與情寂；意大定，則三元渾一。

精化為炁，由身之不動；炁化為神，由心之不動；神化為虛，由意之不動。

河車圖

潛搬真氣入黃庭

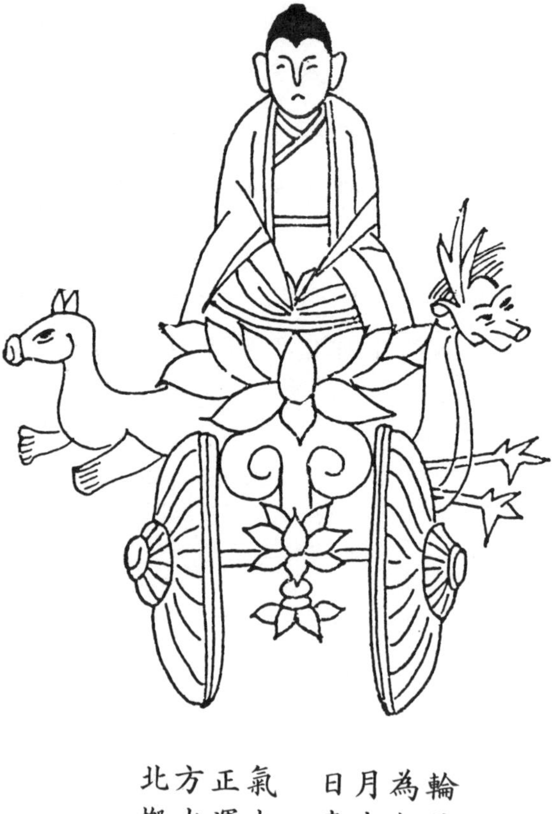

直駕元神歸紫府

北方正氣　日月為輪
搬水運火　晝夜無停

河車是一種體內氣息循動的練功法，精氣沿一定路線運行，溝通內外、形神，如車載物，故稱河車。

通常修煉方法為：凝神靜氣，含光內視，將真氣緩緩納聚於丹田，引真氣過尾閭，上升至夾脊、玉枕至泥丸，再下至鵲橋、重樓、黃庭，歸於丹田。

河車亦有大、小之分，傳統氣功理論認為：「五行巡還，周而復始，默契顛倒之術，以龍虎相交而變黃芽者，小河車也，」「肘後飛金精，還精入泥丸，抽鉛添汞而大藥者，大河車也」。

河車還指練功中的元氣、真氣，≪鐘呂傳道集≫曰：「河車者，起守北方正水之中腎藏真氣，真氣之所生正氣，乃曰河車。」

真 土 圖

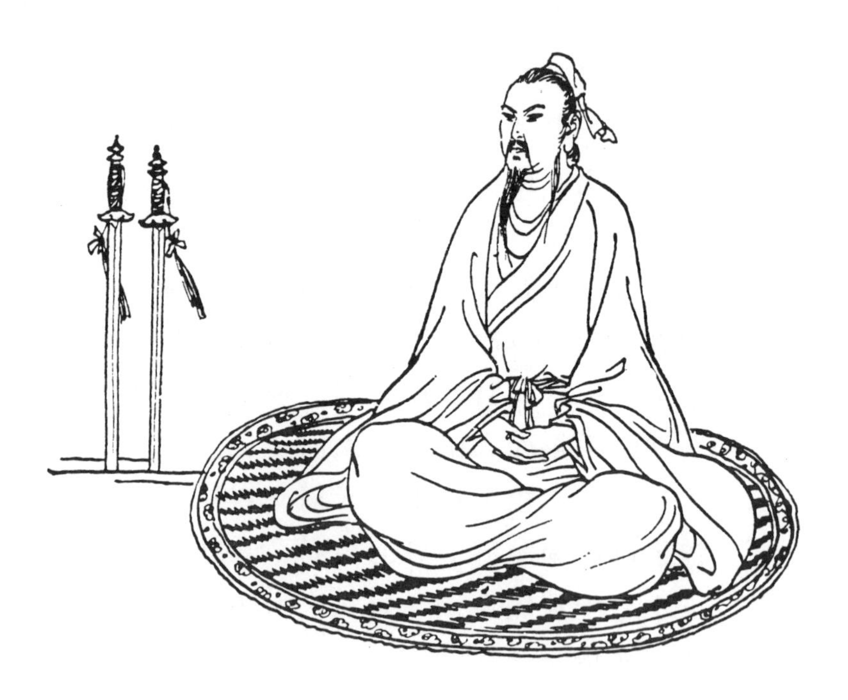

心安真土，以誠以默以柔。

氣養浩然，勿正勿忘勿助。

兩枝慧劍埋真土，萬病潛消出幻軀。

真土，即真意。練功養生，要注重修心誠意，人之氣從生於人之意，猶如草木之根根於土，土質優而草木昌茂。

道德品性高尚，則練功意境才能深遠，減少乃至解除種種束縛。

以物為藥，療身之病；以法為藥，療心之病。即以其人之心，還治其人之病。

乾坤交媾圖

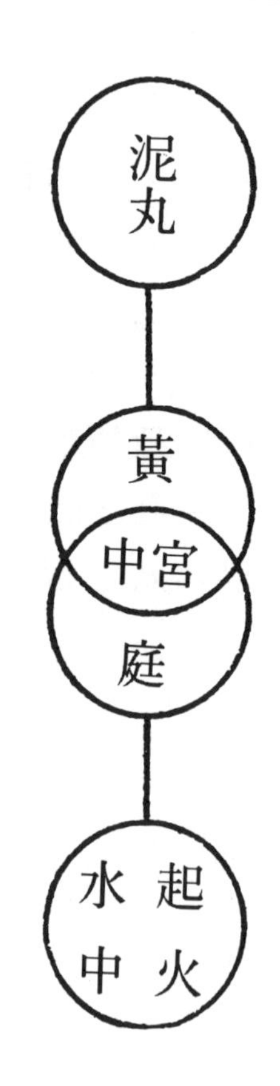

乾為天、為陽，坤為地、為陰，乾坤交媾指人體內陰陽協調，水火融和。

乾坤交媾的具體練法，又稱之為大周天。練習中以靜定為根本，收視返聽，神意內蘊，綿綿調息，於是水中火起，夾脊如車輪，四肢如山石，兩腎如湯煎，膀胱如火熱，一息之間，天機自動。輕輕然運，默默然氣微，以意定息。則金木自然混融，水火自然升降，忽然一點大如黍米，落於黃庭之中，進而結丹。乃身心虛空，神氣天然。

內外二藥圖

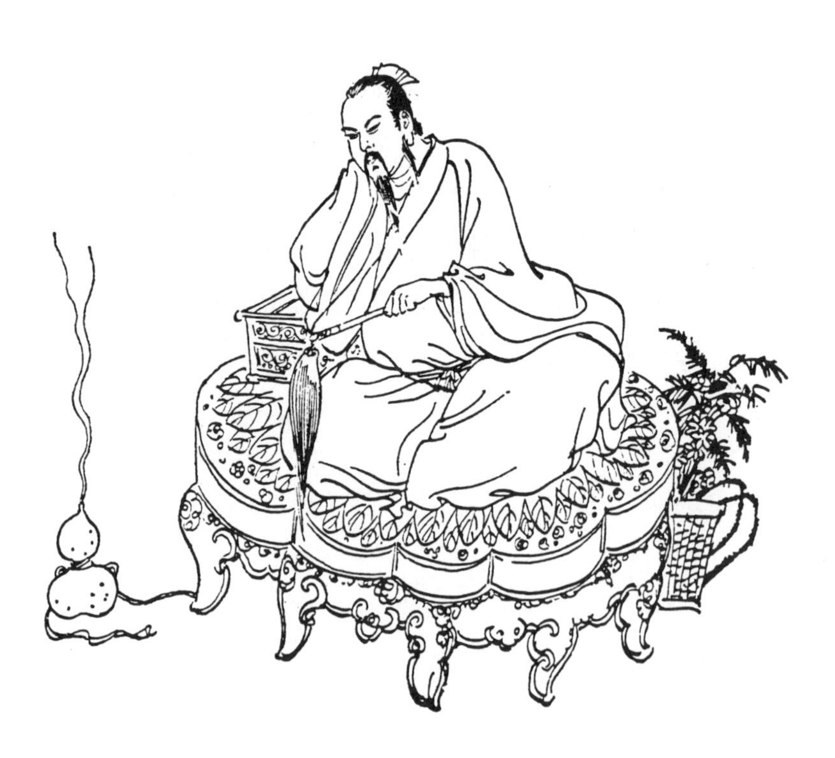

上藥三品，神與氣精。

內、外藥均由精、氣、神的修煉而得。內藥無為無不為，外藥有為有以為；內藥無形無質而實有，外藥有體有用實無；外藥可以治病，內藥可以超越；內藥是一己自有，外藥則一身所出；內藥不離自己身中，外藥不離色相之中。

外藥需長期漸修，內藥可明性頓悟。「內藥還同外藥，內通外亦需通」，關鍵還在於內外兼練，性命雙修。

泄天符火候圖

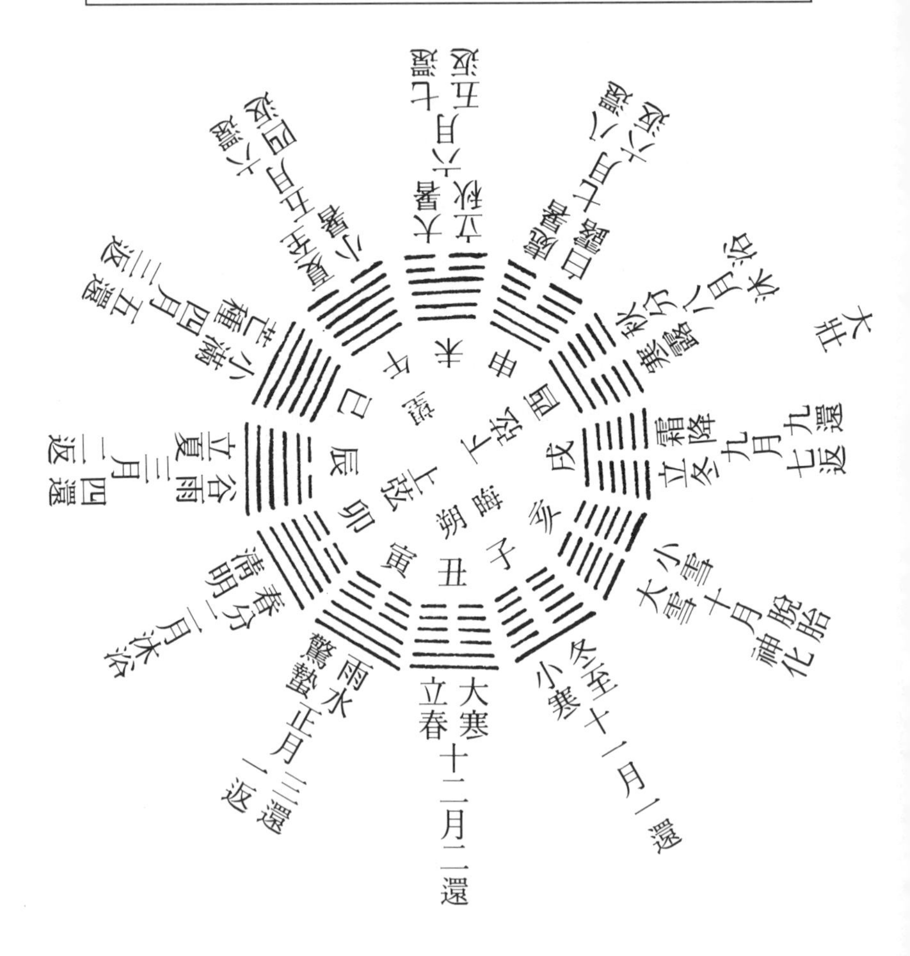
大寒
立春
十二月二還
冬至
小寒
十一月一還
雨水
驚蟄
正月三還一返
春分
清明
二月沐浴
穀雨
立夏
三月二四還返
小滿
芒種
四月三五還返
大壯
子
丑
寅
卯
辰
巳
午
未
申
酉
戌
亥
上弦
晦朔
小雪
大雪
十月
胎脫化神
立冬
霜降
九月
九還七返
白露
秋分
八月
沐浴
立秋
處暑
七月
五返
二還
大暑
小暑
六月

十二地支配十二月，人體氣血運行及身心狀態都在作周期性變化，其規律性可由

復（䷗）、臨（䷒）、泰（䷊）、
壯（䷡）、夬（䷪）、乾（䷀）、
姤（䷫）、遯（䷠）、否（䷋）、
觀（䷓）、剝（䷖）、坤（䷁）

十二卦表述。法於自然，合於四時，練功應根據每月特徵作相應調整，循序漸進，以取得更好效果。

順逆三關圖

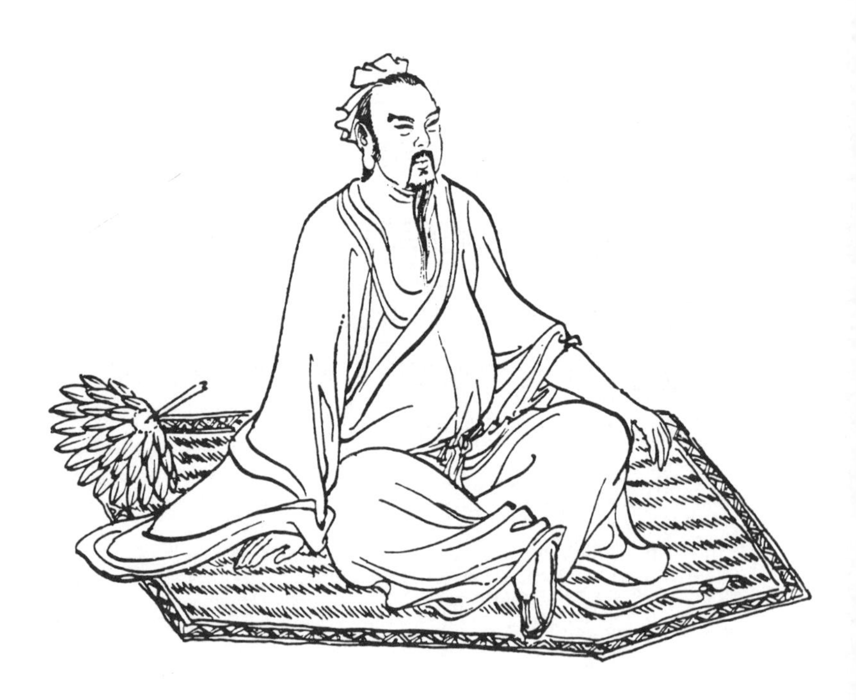

順：心生於性，意生於心；意轉為情，情生為妄。

逆：檢妄回情，情返為意；攝意安心，心歸性地。

即意念情志的紛雜為順，淨化返樸為逆。

道生一，一生二，二生三，三生萬物，此所謂「順去生人生物」，為順三關；由形化精，精化氣，氣化神，神化虛，此所謂「逆來成佛成仙」，為逆三關。

逆三關修煉中，初關煉精化氣，要於陽生之時急急採之；中關煉氣化神，要乘火力熾盛，引導元氣周流不息；上關煉神還虛，要守一抱元，以神歸性海。

降龍伏虎圖

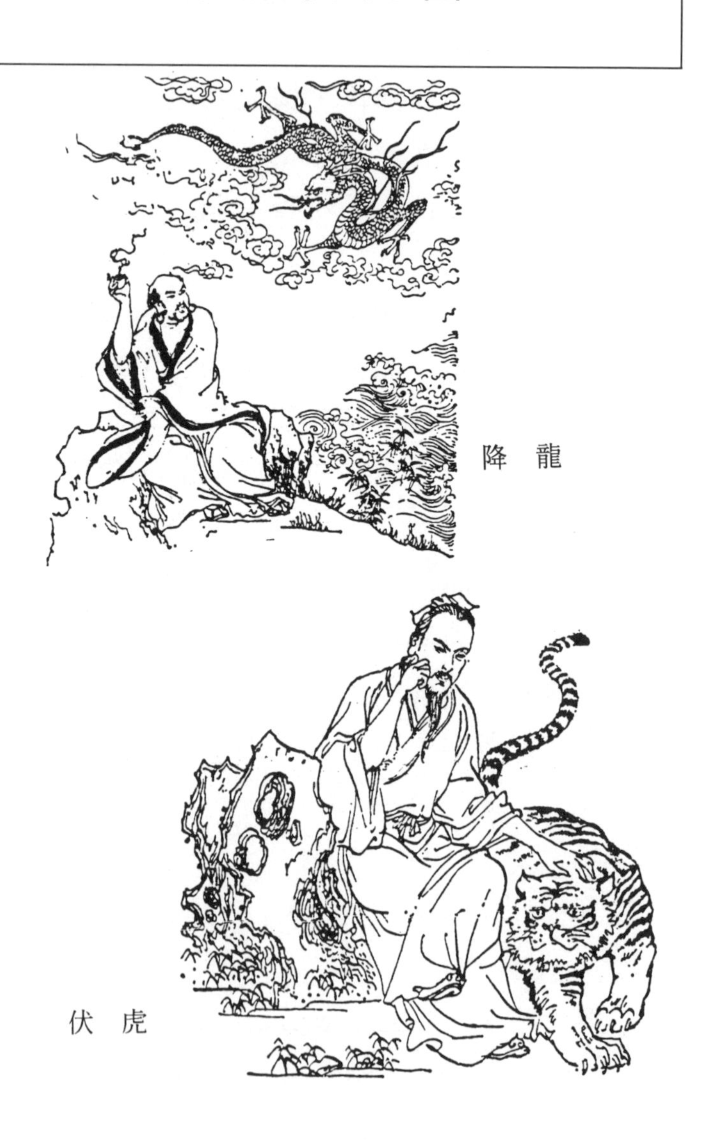

大量使用隱語，運用象喻手法來闡釋氣功理法是古典氣功的一個特徵。「龍」、「虎」便是其中二個喻詞。

關於「龍虎」含義，有幾種說法。其一指水火，所謂「龍從火裡出」「虎向水中生」；其二為：龍指元神，虎喻元精；其三謂神氣：「神者是龍」，「氣者是虎」。其它尚有精氣，陰陽，雌雄諸說。

降龍伏虎被視為氣功修持的重要步驟，「歷代聖師以降龍為煉己，以伏虎為持心。」降龍即制心中之真火，火性不飛則龍可制。伏虎即伏身中真水，水源至清，則虎可伏。降龍伏虎還可理解為調和心神，摒除雜念，淨化意識。

法輪自轉圖

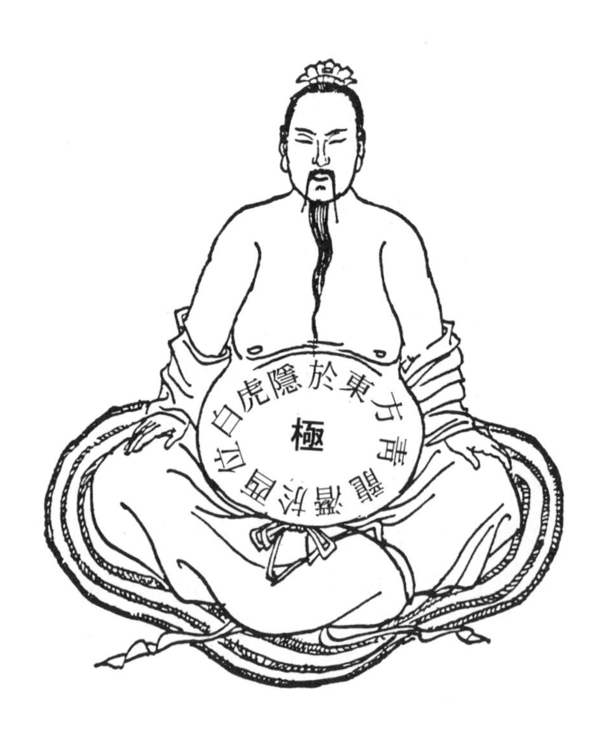

自然璇璣不停，法輪自轉。佛家稱為「法輪」，道家稱為「周天」，儒家稱為「行庭」。

陰陽相推、相感、相合，運化無窮，順應自然能涵精氣而潤澤百骸，敦養真機而健性命。

其法為：取坐式。始而有意，終於無意。開始用意引氣旋轉，由中而達外，由小而至大，口中默念十二字口訣：「白虎隱於東方，青龍潛於西位」。念一句轉一圈，念三十六遍而止。收回時，從外而旋內，從大而至小，也默念口訣：「青龍潛於西位，白虎隱於東方」，也念三十六遍，引氣歸元，復為太極。此為一周天。練習久了，則不必用意，自然旋轉不停。

直泄天機圖

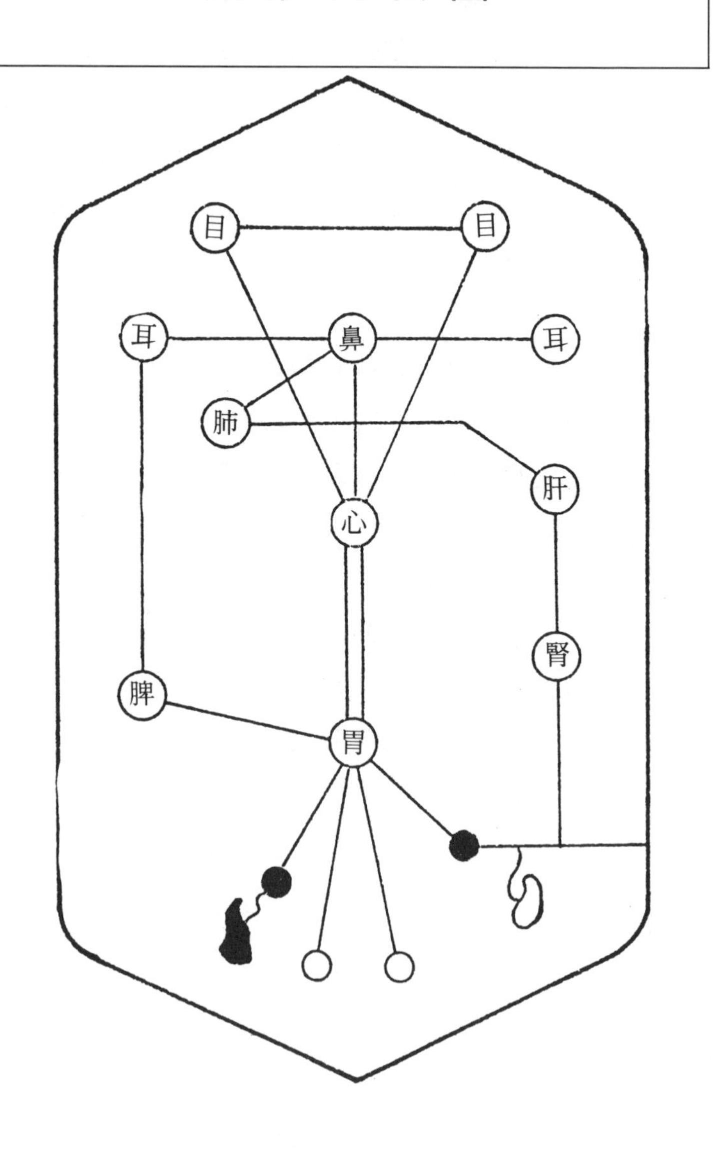

兩目為役神之舍，兩耳為送神之地，兩鼻為勞神之位。

使真息既定，綿綿若存，目垂下顧而內視，耳內聽，氣內息，則神歸於鼎。脾氣與胃氣相接，歸於心縷；肝氣與膽氣相接，從大小腸接於腎縷；肺氣伏心氣，而通於鼻。

靜心持定，元氣便周流全身，融會交通，發動內機，而精、氣、神全盛。

二十四節氣卦象陰陽損益圖

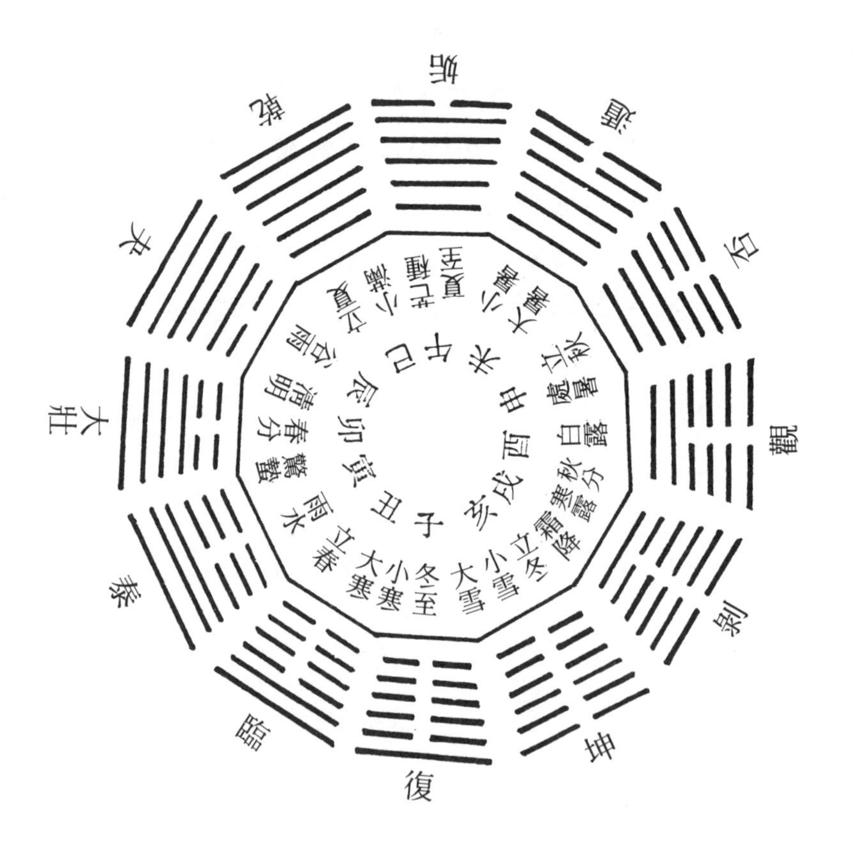

中國氣功理論認為，自然及生命的運轉隨時間進行同期性往復變化，陰陽便在這種變化中不斷消長、損益，因此氣功的鍛鍊就要考慮時間因素。農曆的二十四節氣，都有明顯的陰陽損益特徵，具體可在卦象中反映。許多功法都把這些節氣作為練功的重要時間，即根據其各自陰陽特徵，進行相應調節。

冬至一陽生，故為復卦；大寒二陽生，成臨卦；雨水三陽生而成泰卦；春分四陽生為大壯卦；谷雨五陽生為夬卦；小滿純陽為乾卦；夏至一陰生為姤卦；大暑二陰生為遁卦；處暑三陰生為否卦；秋分四陰生為觀卦；霜降五陰生為剝卦；小雪純陰為坤卦。

十　禪　圖

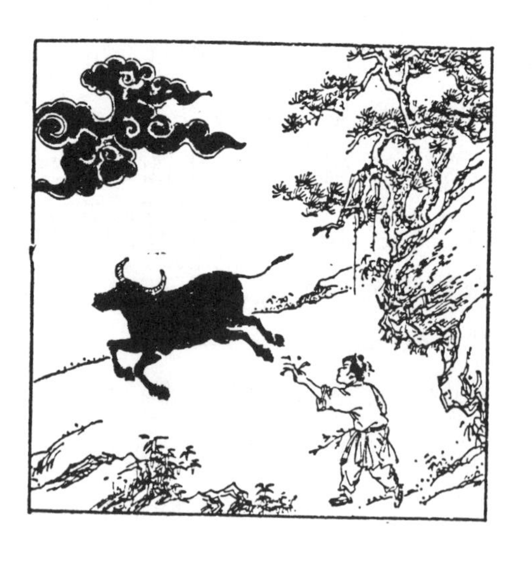

第一圖　未　牧

禪是以自我的修持而獲得身心解脫、智慧開悟的一種境界。修禪的方法有多種，如坐禪、行禪、悟禪等。禪悟是氣功的高級修持術，是佛家氣功的重要派別。明代普照禪師曾作十幅牧牛圖配以詩句，說明禪悟的用功過程和所歷階梯層次，精闢而生動。圖中牛代表人的古樸本性——或稱生命的本源。

十 禪 圖

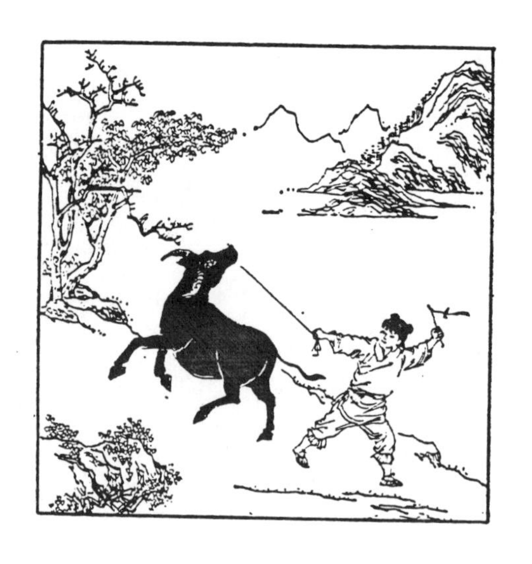

第二圖　初調

未　牧

人們在日常生活中，被種種雜念、慾望所干擾和羈絆，引起身心的種種緊張和不安。本性便受到迷惑，不能自持，而產生了種種的煩惱和疾患。其詩云：「生獰頭角咆哮，犇走溪山路轉遙，一片黑雲橫谷口，誰知步步犯佳苗。

初　調

初習氣功的入手，便應收攝心神。如同給野牛套上繩子一樣，用戒律來要求自己，使心不致於迷亂，所謂「以戒為師」。在不斷自戒中根除放縱，也就免去了虧損。其詩云：「我有芒繩驀鼻穿，一迴奔競痛加鞭，從來劣性難調制，獲得山童盡力牽」。

十　禪　圖

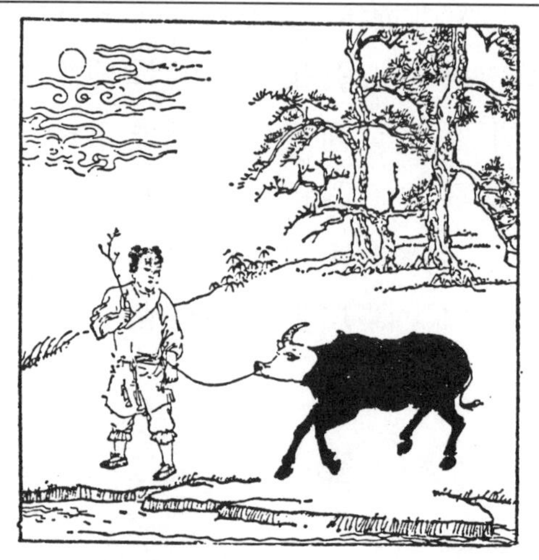

第三圖　受制

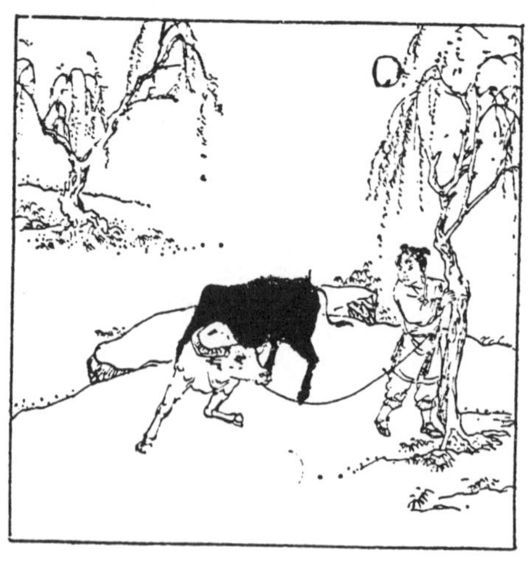

第四圖　回首

受　制

在調節修持過程中，心智漸平，馳性漸伏。步入流雲瀟灑境地。也可逐步體驗到身心的泰然自適。此時練功不可稍鬆，要如同牧牛一般，忘卻疲勞，隨行隨安。其詩云：「漸調漸伏息奔馳，渡水穿雲步步隨，手把芒繩無少緩，牧童終日自忘疲」。

回　首

修持到一定程度，便會出現明朗的轉機，發現生命的真實宿地。這樣，也就會逐漸摒棄以往的顛狂而向自然趨近。此時仍心繫靈台一點，固本強元。其詩云：「日久功深始轉頭，顛狂心力漸調柔，山童未肯全相許，猶把芒繩且繫留」。

十 禪 圖

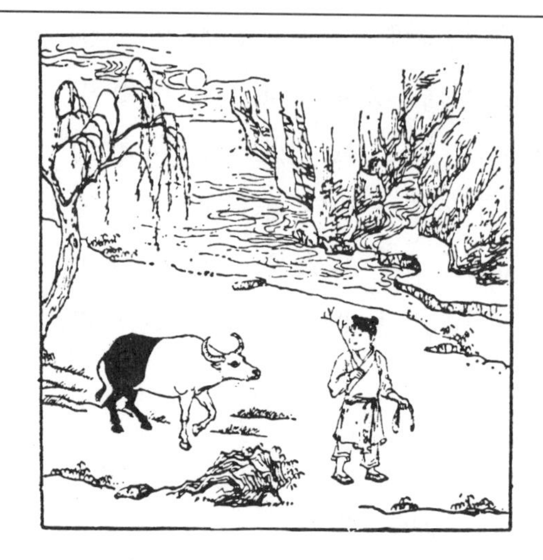

第五圖　馴伏

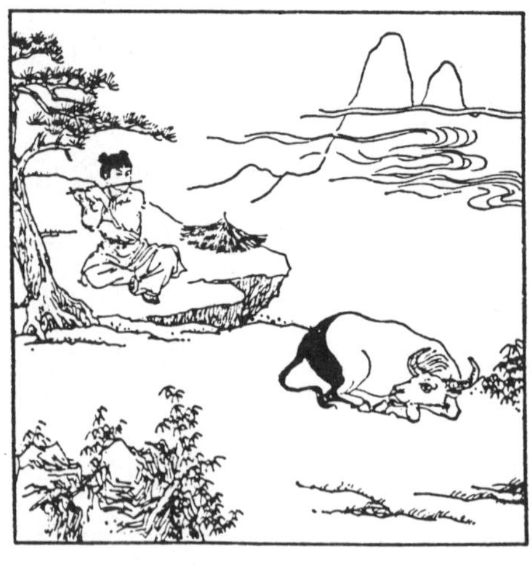

第六圖　無礙

馴　伏

真性的復歸，便達自在之境。內與外的統一使心性已不被塵垢所蒙，一片光明天地。這時，真我已現，便可解除戒律束縛。其詩云：「綠楊陰下古溪邊，放去牧來得自然，日暮碧雲芳草地，牧童歸去不須牽」。

無　礙

無礙是一種穿透、一種均勻。超越了形式上的阻礙而獲得一種真實的把握。練氣、練神、在虛靈澄澈中體驗生命內在旋律。其詩云：「露地安眠意自如，不勞鞭策永無拘，山童穩坐青松下，一曲升平樂有餘」。

十 禪 圖

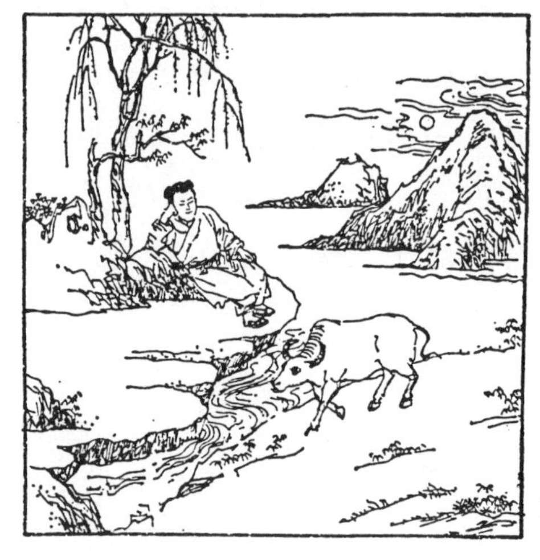

第七圖　任運

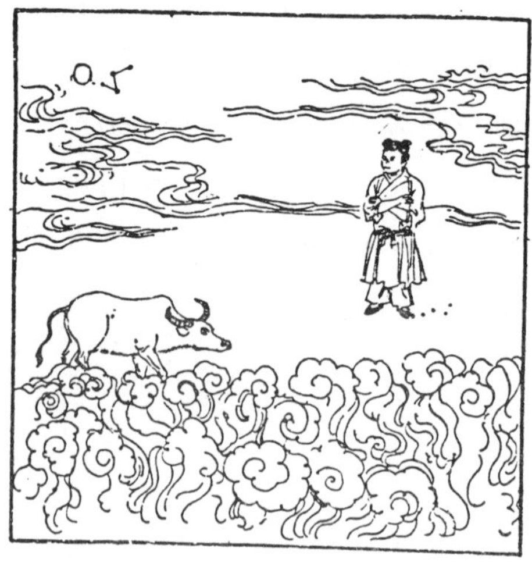

第八圖　相妄

任　運

人類具有無窮的潛能，對於這些潛能進行深入的開發，使之宏揚，是昇華生命的基礎。「牛」已被調伏，達無礙天地，就創造了任運發揮的條件，徹底解放了的自性，在性命的王國裡「閑庭信步」。其詩云：「柳岸春波夕照中，淡煙芳草綠茸茸，飢餐渴飲隨時過，石上山童睡正濃」。

相　妄

超出萬相的存在就是真相，以不變來體察萬變，這是一種祥和氣息。氣功鍛鍊中的「天人合一」就是一種和諧，人與自然的和諧，人自身的和諧。其詩云：「白牛常在白雲中，人自無心牛亦同，月透白雲雲影白，白雲明月任西東」。

十 圖

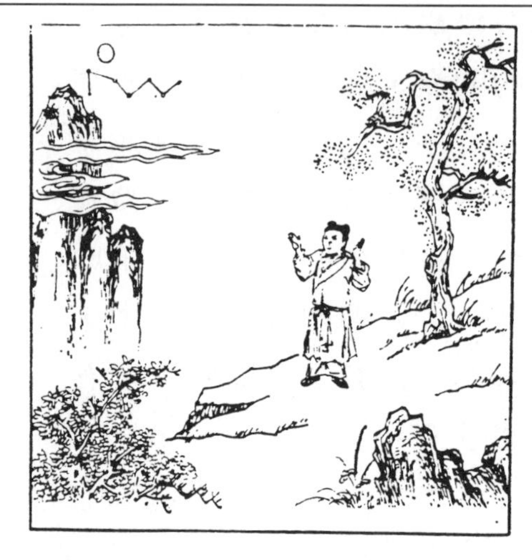

第九圖 獨照

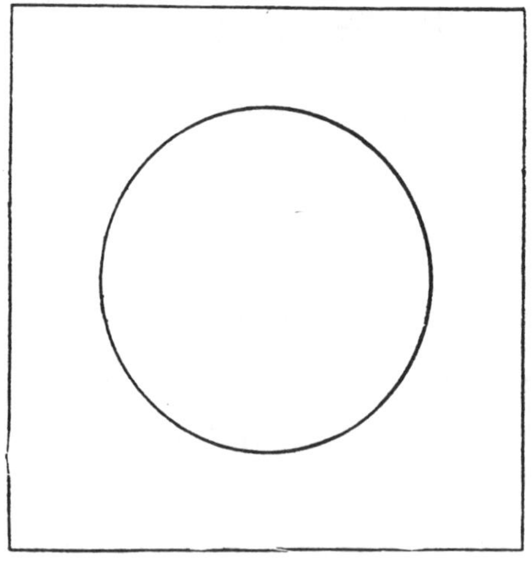

第十圖 雙泯

獨　照

牛與主人合而為一，無內無外。時時處處得到覺悟，「形與神俱」，「意與氣合」。所謂「盈虛有象，出入無方」，自如而自強。其詩云：「牛兒無處牧童閑，一片孤雲碧嶂間，拍手高歌明月下，歸來猶有一重關」。

雙　泯

大道無形，返樸歸真。圖中圓圈象徵圓澄的境界。虛即為實，實又是虛，虛實相生。「寂然不動，感而遂通」，完成生命的淨化。其詩云：「人牛不見杳無蹤，明月光寒萬象空，若問其中端的意，野花芳草自叢叢。」

經絡氣穴圖

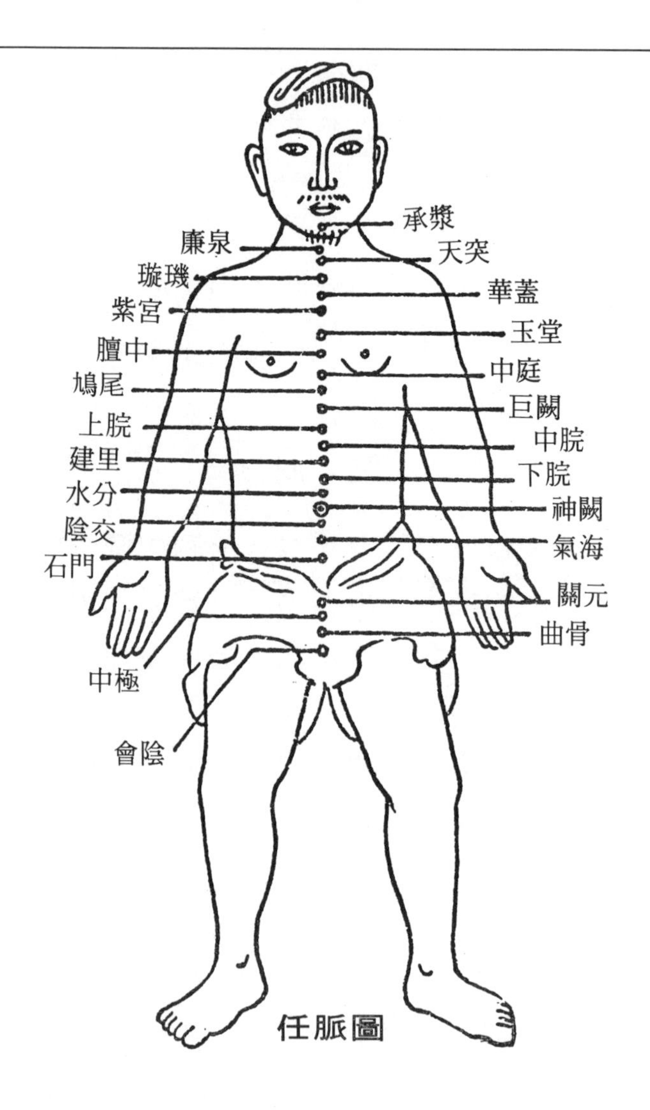

任脈圖

在氣功具體練法上，涉及到許許多多「氣」在人體中運行的路線與關鍵點，這便是經絡與穴位。經絡在人體中縱橫交錯，把人聯成一個有機整體。穴位是氣息交換、交叉聚合的根據地，對它的進行意守、按摩，可調節經絡的功能。人體中最主要的經絡為十二正經，加上任督二脈，通常稱為十四經。十二正經與五臟六腑密切相聯，直接影響臟腑功能。

任　脈

起於臍下，行於腹腔正中，循腹裡，至咽喉，再循下頜，環繞口唇，經過面部到目下。它的經氣與手足三陰經互相交通，能總任周身之陰經，為陰脈之海。

經絡氣穴圖

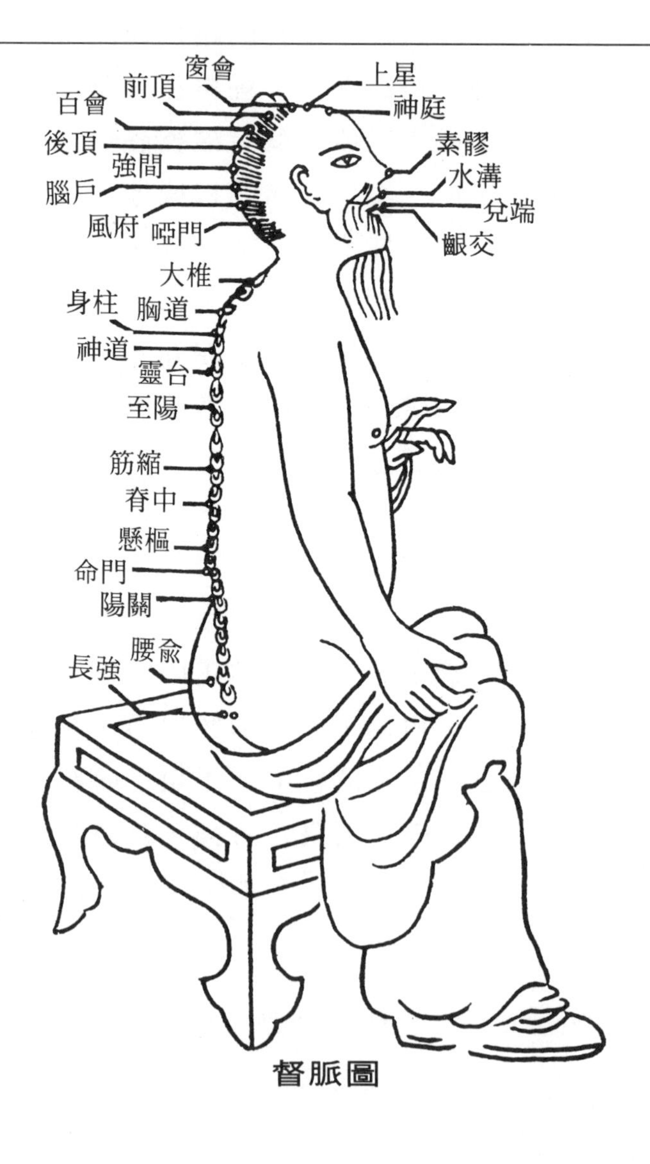

顖會
前頂
百會
後頂
強間
腦戶
風府
啞門
上星
神庭
素髎
水溝
兌端
齦交
大椎
身柱
胸道
神道
靈台
至陽
筋縮
脊中
懸樞
命門
陽關
腰兪
長強

督脈圖

督　脈

起於小腹，下出於會陰，循行於脊背正中，達項後風府，進入腦內，上行巔頂，沿前額正中，到鼻柱下方。總督全身陽經，為陽脈之海。

任督脈均為氣功常用經絡，為習練周天功的重要精氣通道。

經絡氣穴圖

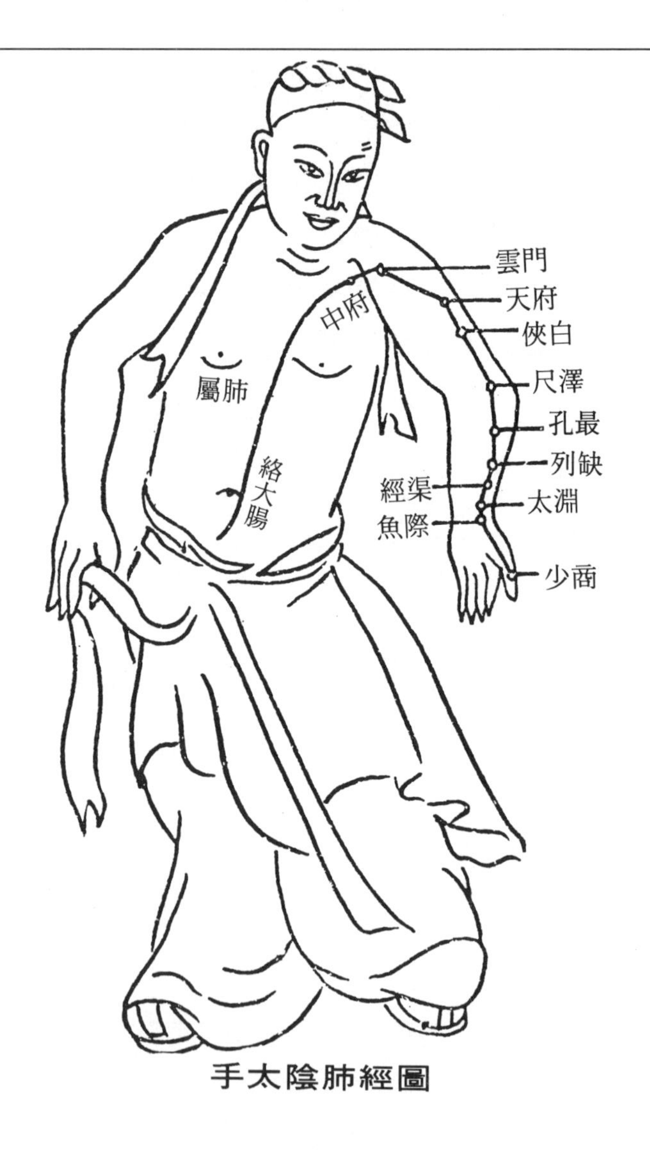

手太陰肺經圖

手太陰肺經

起於中焦，下行繞絡大腸，環循胃上口，穿過膈肌，入屬肺臟。再由肺系橫行淺出於中府、雲門穴，沿臂內側下行於手厥陰心包經前面，經天府、俠白穴直達肘內側橫紋處的尺澤穴，沿著前臂內面橈側，經孔最、列缺穴到達寸口之經渠、太淵穴，上入手魚部，沿其外沿，經魚際穴上入大指，經少商穴達於大指尖端。其主要病候有咳嗽、哮喘、胸脹滿、口渴、肩背痛、心煩、喉腫等。

經絡氣穴圖

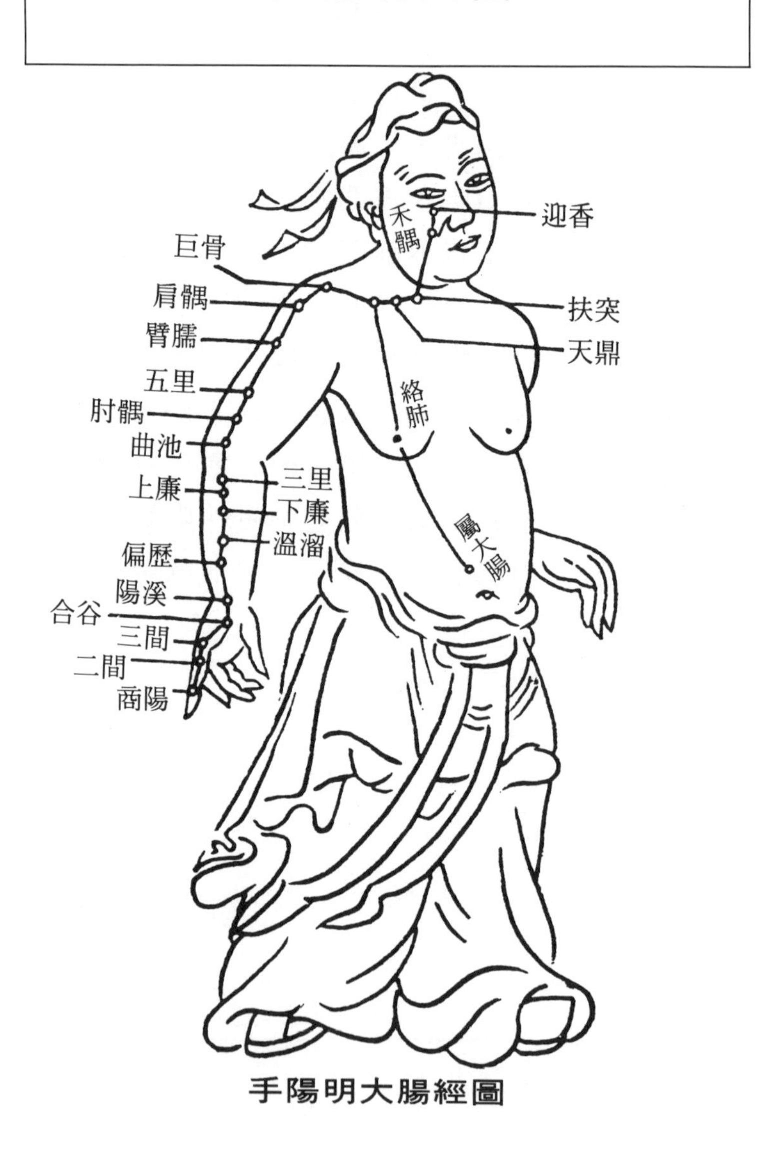

手陽明大腸經圖

手陽明大腸經

起於食指尖端商陽穴，沿食指橈側緣上行，經二間、三間至合谷穴，達腕部的陽溪穴。沿前臂背面橈側，向上行於肘外側，經上臂外側前緣上行，至肩部肩髃穴，向後與督脈大椎穴處相會，然後向前進入缺盆，絡於肺，向下貫穿膈肌，入屬大腸，其支脈，從鎖骨上行頸旁，過面頰，入下齒中，再上挾鼻孔旁迎香穴。其主要病候有：泄瀉、腸鳴、痢疾、齒痛、目黃口乾、咽喉炎、鼻塞等。

經絡氣穴圖

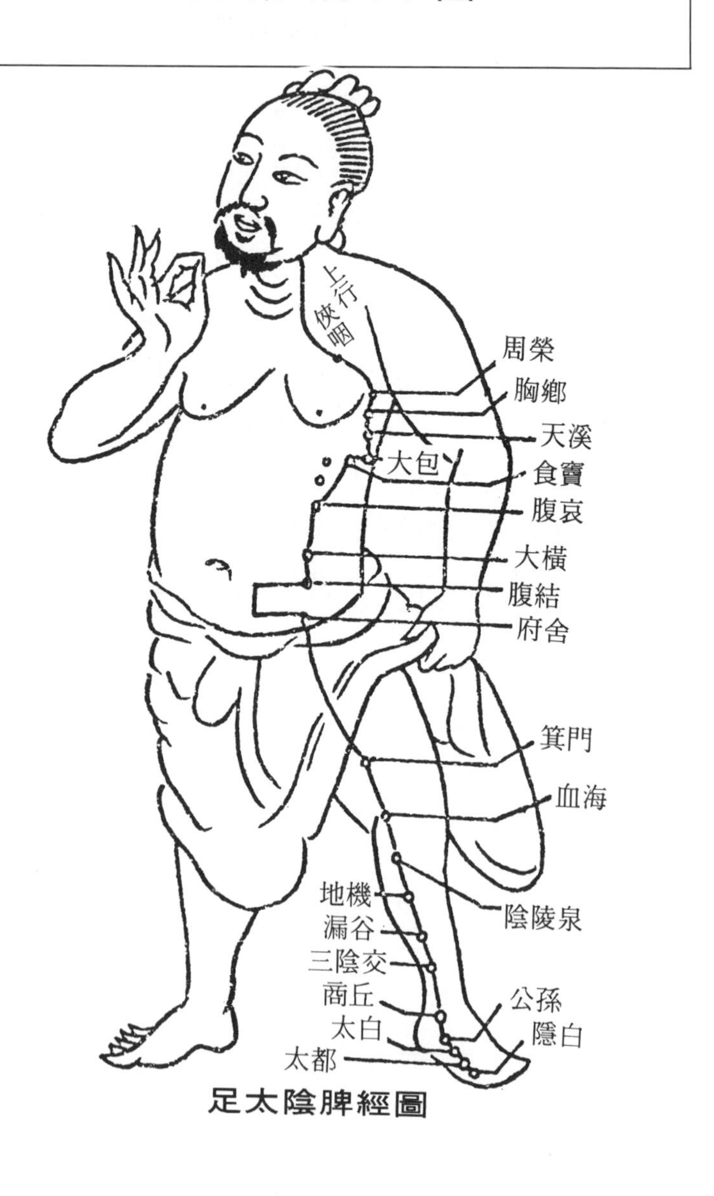

足太陰脾經圖

足太陰脾經

起始於足大趾尖端，沿足內側，經隱白、太都、太白、公孫、商丘穴，過內踝前緣，到小腿內側，沿脛骨後面，經三陰交、漏谷、地機、陰陵泉穴，上行於膝與大腿內側的前緣，經血海、箕門、衝門穴進入腹部，入屬於脾臟、絡胃腑，向上穿過橫膈，連繫舌根。其主要病候有：胃痛、腹脹、腸炎、嘔吐、水腫、身重無力、舌痛、小便不通等症。

經絡氣穴圖

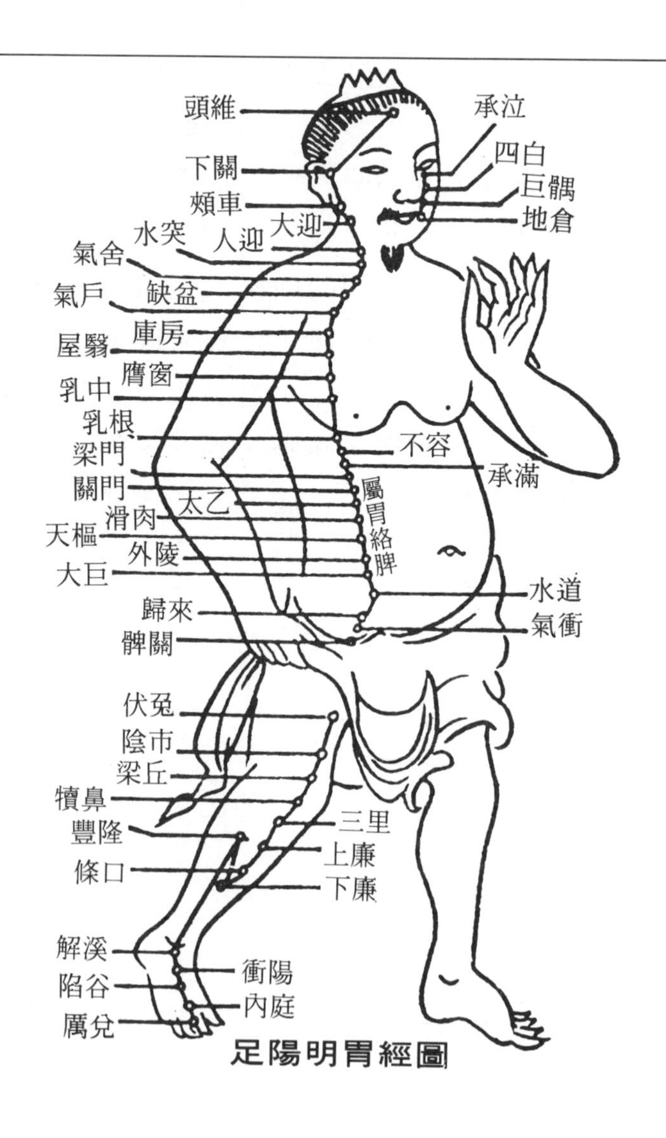

足陽明胃經圖

足陽明胃經

起於迎香，上至鼻根，入齒環唇，上行耳前，沿髮際抵頭維。其支脈，由大迎穴而下入迎，沿喉進入缺盆，向下通過橫膈，屬於胃，聯絡脾臟。其直行的脈，從缺盆下行於乳內側，挾臍旁，到氣衝穴。其又一支脈，起於胃下口，至氣衝穴繼續下行，經大腿至膝蓋，沿脛骨外側前緣，下行足背，進入第二趾外側端厲兌穴。其經主要病候有：胃病、牙痛、頭痛、腹脹、腸鳴、失眠、水腫、發狂等。

經絡氣穴圖

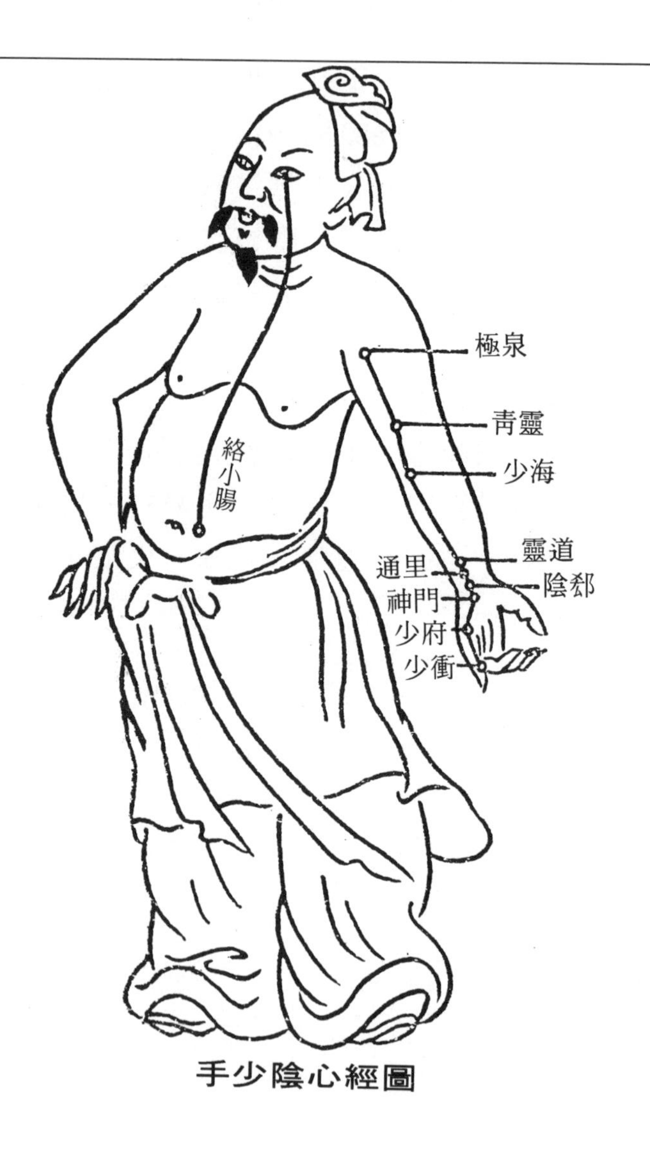

手少陰心經圖

手少陰心經

起於心中，出屬「心系」。從心系分為三支：主干外行，從心系上行於肺，出於腋下，沿上肢掌面尺側到掌後豆骨進入掌中，至小指末端橈側少衝穴，交於手太陽小腸經。一支下行穿膈，聯絡小腸。一支夾食道上行，驗咽部，連接「目系」。其經主要病候有月：心痛、心悸、胸痛、脇痛、咽乾口渴、失眠等。

經絡氣穴圖

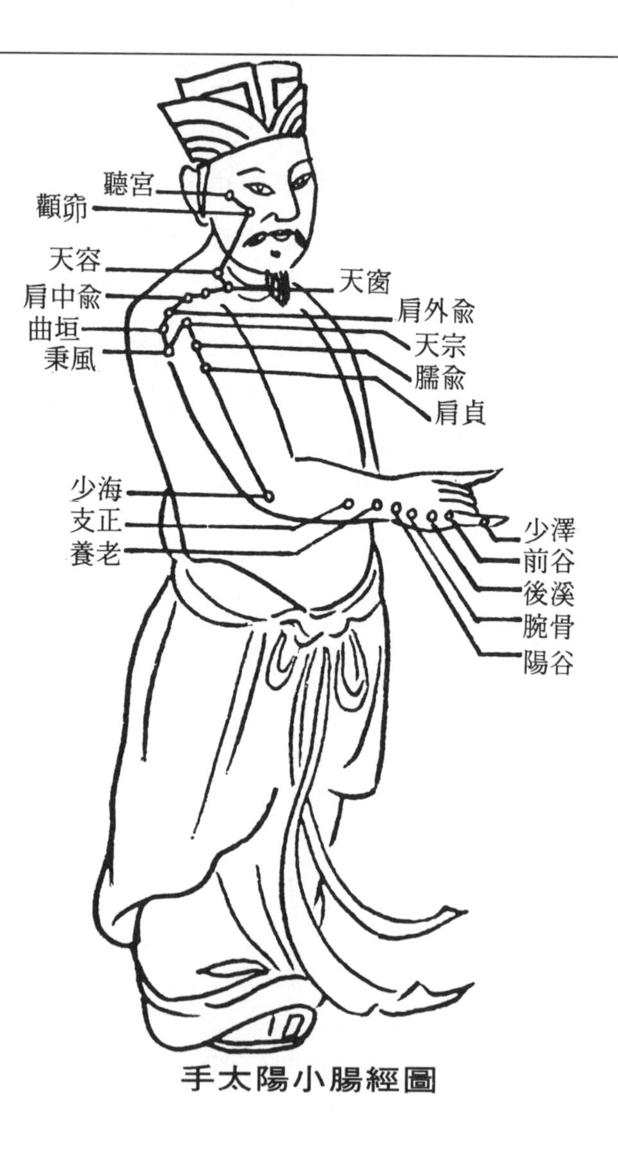

手太陽小腸經圖

手太陽小腸經

　　起於小指指端少澤，沿掌外側經前谷、後溪、腕骨、養老穴而出於尺骨莖突，沿著尺骨下緣，經支正穴而至肘部少海穴，沿上臂外側後緣而至肩關節後的肩貞、臑俞穴，曲折上行於肩胛部，經天宗、秉風、曲垣、肩外俞、肩中俞而交會於大椎穴處，向前進入鎖骨上窩，下行聯絡心臟，沿食道通過橫膈，到達胃部，入屬小腸，其一分支，由頸外側上達面頰，至目外眥，轉入聽宮。其主要病候有：咽喉痛、耳聾、目黃、頰腫、肩臂痛，小腹脹痛等。

經絡氣穴圖

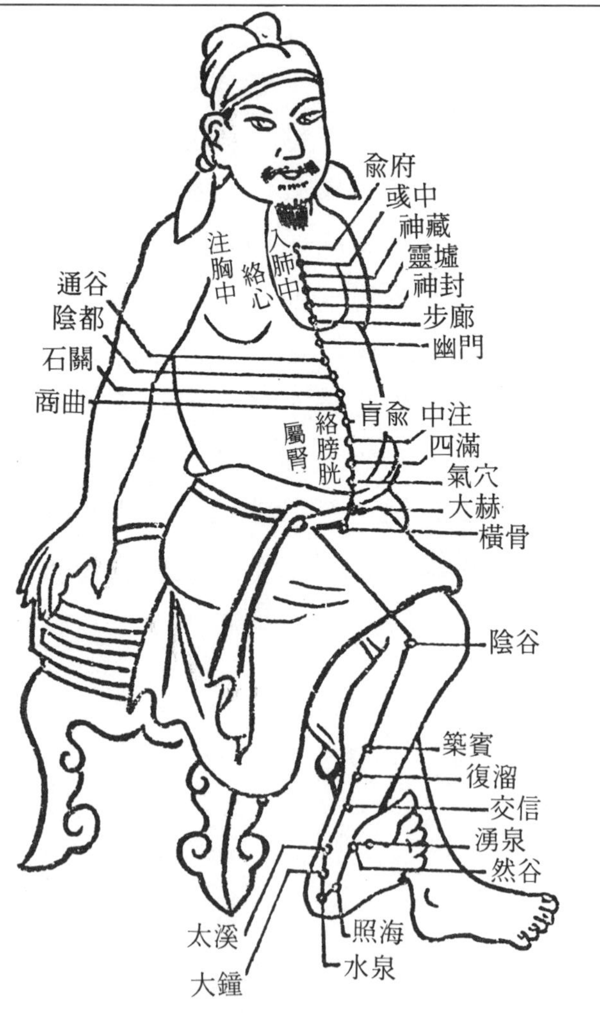

足少陰腎經圖

足少陰腎經

起於足小趾之下，經湧泉、然骨，沿內踝進入足跟。向上在三陰交處與足太陰脾經、足厥陰肝經相會，上行小腿內側，出陰谷穴，沿大腿內側後緣，穿過脊柱，屬於腎臟，聯絡膀胱。其直行之脈，從腎臟上行，通過肝臟與膈肌，進入肺部，沿著氣管上行挾於舌根。其經主要病候有：口熱舌乾、胸痛、哮喘、心悸、腹瀉、視物不清、精神萎靡等。

經絡氣穴圖

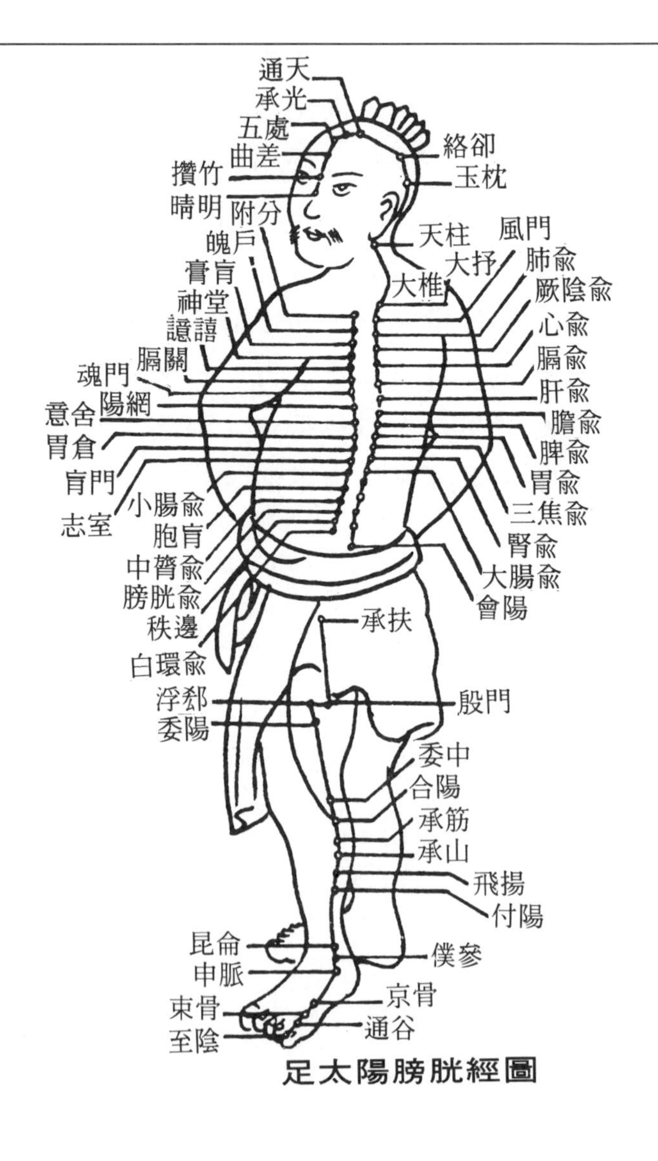

足太陽膀胱經圖

足太陽膀胱經

起於目內眦的晴明穴，上行額部，經攢竹、曲差、五處、承光、通天穴，交會於頭頂的百會穴處。其旁支，從百會穴橫行於耳上角部。直行主幹，從百會深入，與腦相聯絡，出來後經絡部、玉枕、天柱通過頂部，再沿脊柱兩側而下至腰部腎俞穴，沿脊柱兩側的肌肉深入腹內，聯絡腎臟，入屬於膀胱。其支脈由腎俞挾脊柱兩側下行，至白環俞處，折向內上方的上髎穴處，再向下至尾骨尖旁的會陽穴，穿過臀部沿大腿下行至委中穴。另一支脈，從後項下行，過肩胛，經髖關節，沿大腿下行，直至小趾外側末端至陰穴。其主要病候有：頭痛、腰背痛、小便不通、痔瘡、遺尿等。

經絡氣穴圖

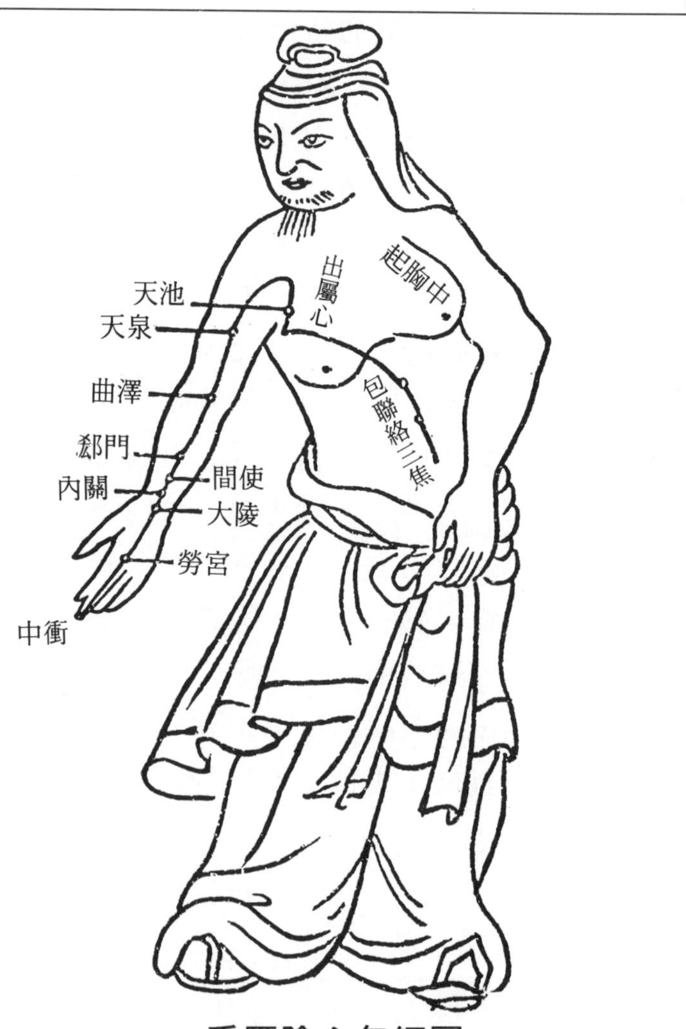

手厥陰心包經圖

手厥陰心包經

起始於胸中，會屬心包絡，向下穿過橫膈，由胸至腹聯絡三焦。其支脈由胸出於腋下天池穴，上行至腋下，再沿手臂內側，經天泉、曲澤、郄門、間使、內關、大陵，進入掌中勞宮，達中指尖中衝穴。其經主要病候有：心痛、心煩、胸痛、胸悶、癲狂、腋下腫脹、目黃面赤等。

經絡氣穴圖

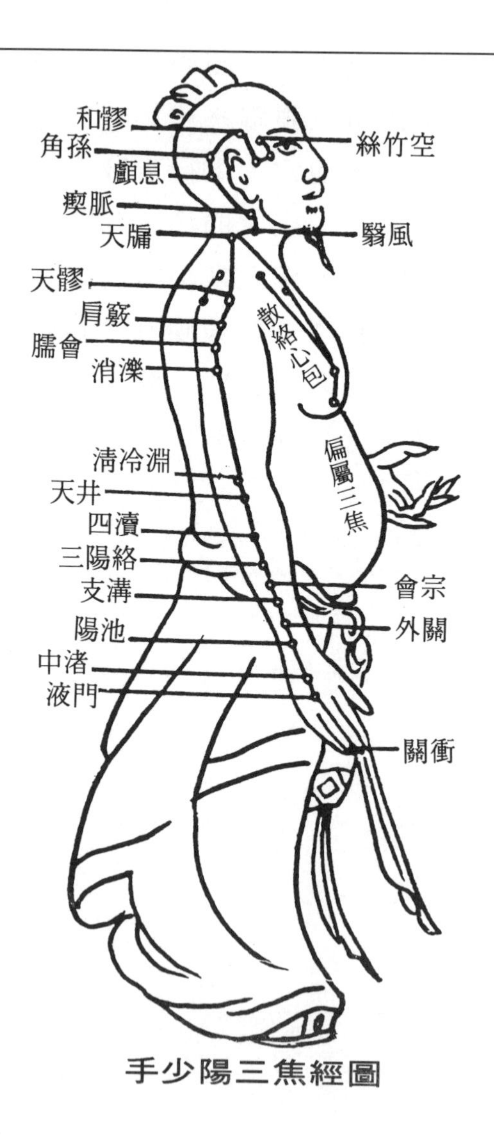

手少陽三焦經圖

手少陽三焦經

始於無名指關衝穴，沿手臂上行，至大椎穴與督脈相會，向前進入鎖骨上窩，分布於胸中，分散聯絡心包絡，穿過橫膈，屬於三焦。其分散從膻中分出，向上經頸至耳後，從耳上方彎曲向下達面頰，至眶下部。另一分支從耳後進入耳中，出走耳前，與其分支脈相交於面頰，到達目外眦。其主要病候有：耳病、眼痛、咽喉病、頰腫、腹脹、水腫、肩臂外側痛等症。

經絡氣穴圖

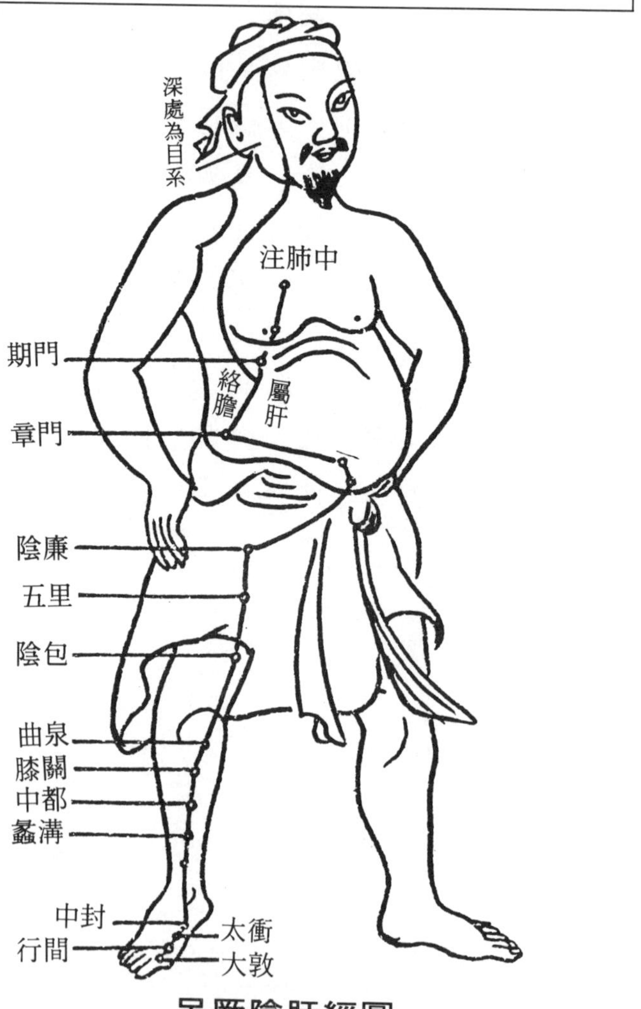

足厥陰肝經圖

足厥陰肝經

起於足大趾大敦穴，沿足背及腿部內側上行，進入陰毛部，環繞生殖器而進入小腹，向上入屬於肝，與膽相聯絡。穿過橫膈，散布於脇肋部，沿氣管後面向上進入咽峽部，聯繫目系，向上出於前額，與督脈會合於巔頂。其一支脈從肝分出，上行穿膈肌，入肺中，接手太陰肺經。另一支脈從目系下行頰內，環繞唇內。其主要病候有：頭頂痛、咽乾、胸滿、疝氣、嘔逆、腰痛等。

經絡氣穴圖

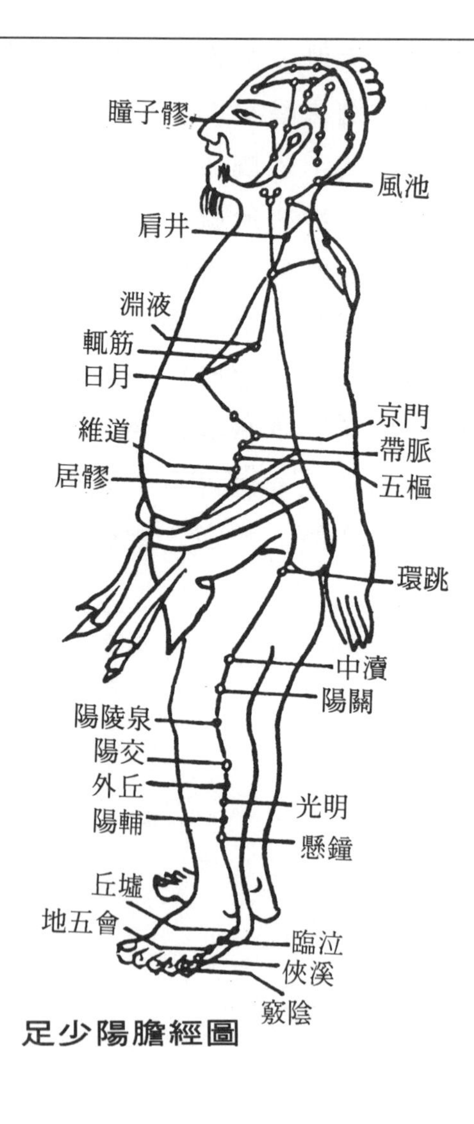

足少陽膽經圖

足少陽膽經

起於瞳子髎穴，上行額角，轉後下行至耳後，沿頸後行，至肩上，在大椎處與督脈相會，向前入缺盆。其支脈，從耳後入耳中，淺出耳前，到目外眦後方。另一支脈，從目外眦分出，下行至大迎穴，向上到眼眶下，再向下行至頸部，並下行胸腔，穿膈肌，聯絡肝，屬於膽，沿脇肋內，淺出腹股溝中部氣穴，繞陰部毛際，橫行入股骨大轉子部。另一支脈，由鎖骨上窩走向腋下，沿胸側下行，過日月、居髎環跳等穴，再沿大腿和膝外側下行，通過外踝前方丘墟穴，沿足背至竅陰穴。其主要病候有：偏頭痛、腋下腫痛、口苦、目眩、頷痛，大腿與膝外側痛等。

第二章

中國氣功功法

雲虹掩映圖

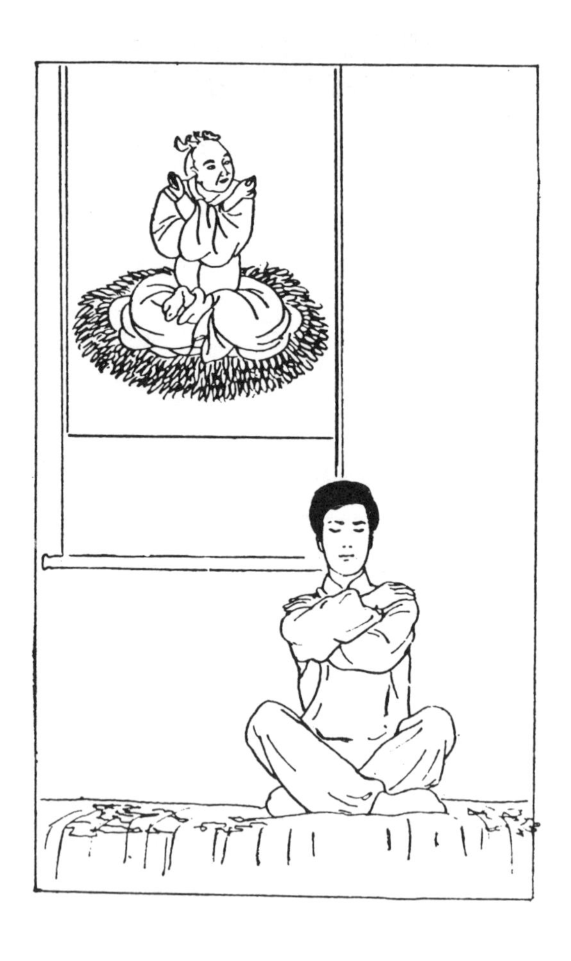

盤足正坐，以兩手交叉按於兩肩上。頭微左轉，目視左前方，運氣十二口。

治胸腹脹滿、虛氣上浮等症。

摩精門圖

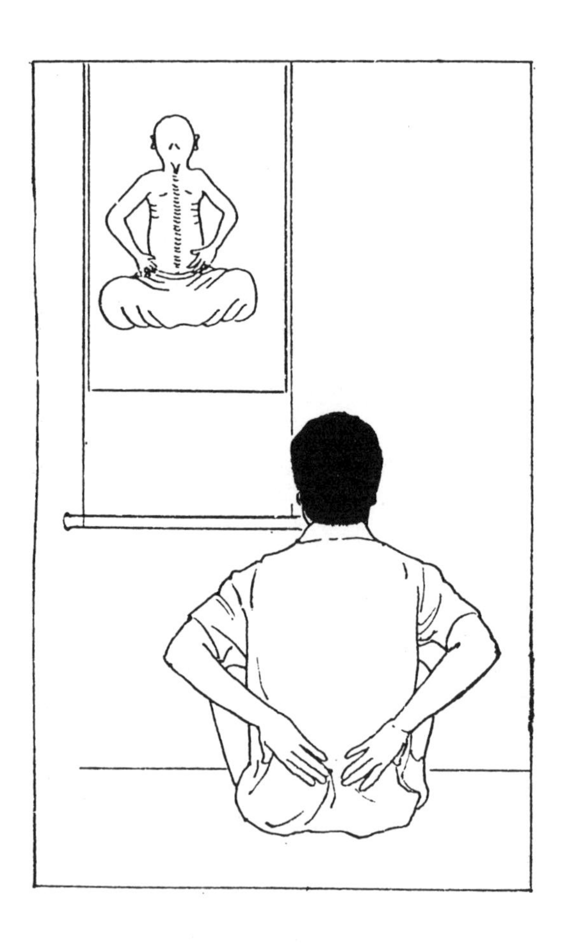

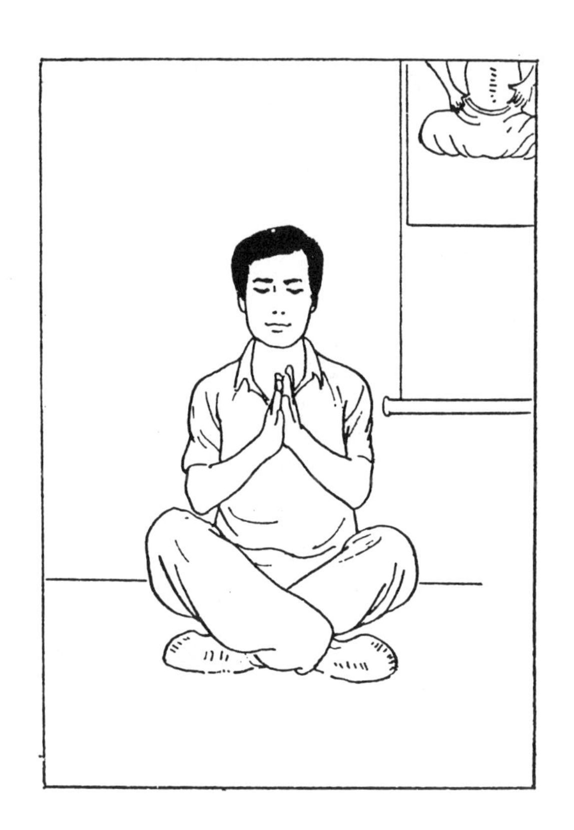

以鼻吸氣，閉住。用手掌相搓至極熱，急分兩手摩後腰上兩邊，一面徐徐放氣從鼻出。「精門」，即後腰兩邊軟處，以兩只熱手摩三十六遍，之後靜坐片刻。有補腎氣，滋五臟，去寒濕之效。

舒足受履圖

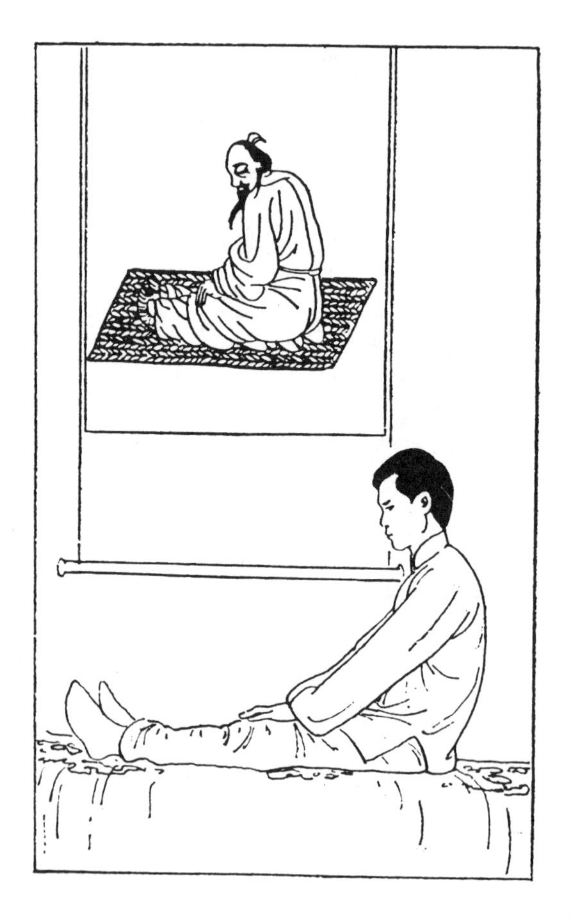

自然正坐，兩足前伸。兩手按兩大腿根部，意念存想於手摩處，邊推按大腿邊運氣，來回做十二次。

可治風濕寒涼、腿膝疼痛等症。

開胸理氣圖

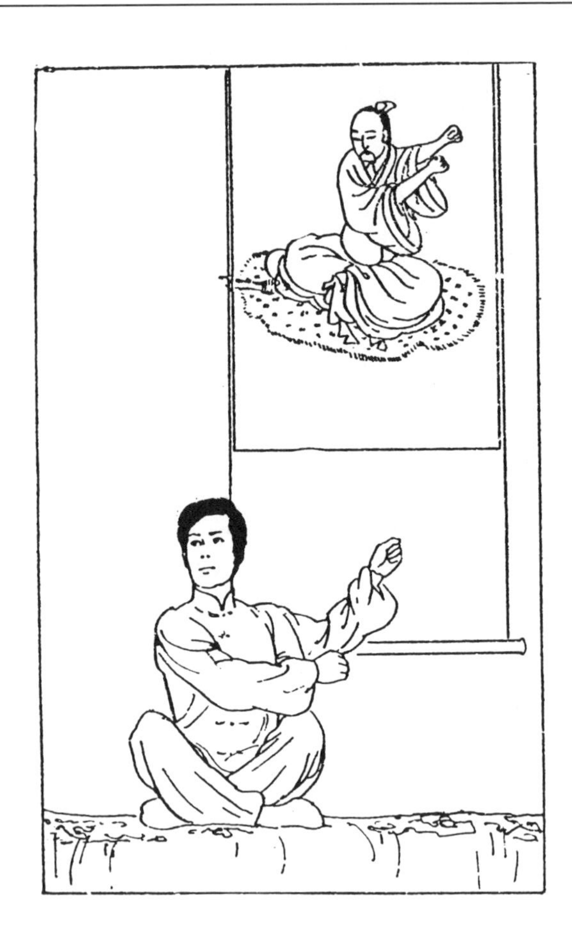

治胸膈膨悶功法。

自然盤坐，雙手輕輕握拳，右手隨左手一起向左甩，同時頭向右扭；再以左手隨右手一起向右甩，同時頭向左扭。

在甩手扭頭同時，每側各運氣九口。

坐席浮水圖

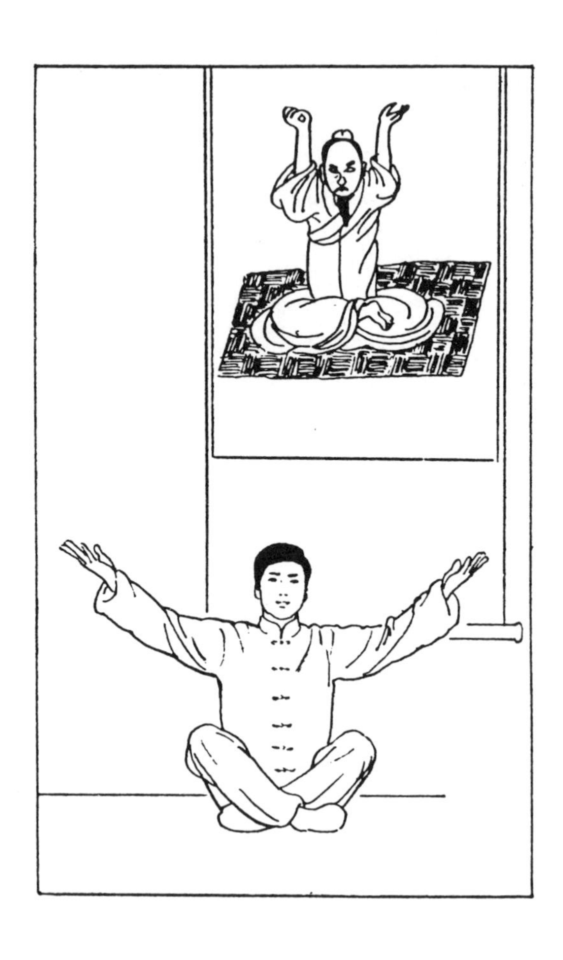

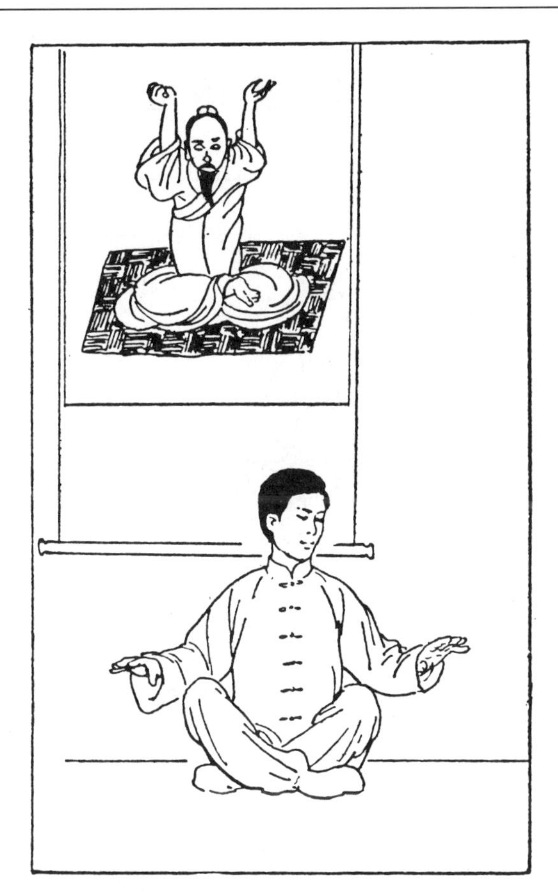

主治肚腹虛腫。

身體盤膝端坐，兩手掌心向上，如托天狀，運氣九口，再兩手俯按，再運氣九口。

丹田運轉圖

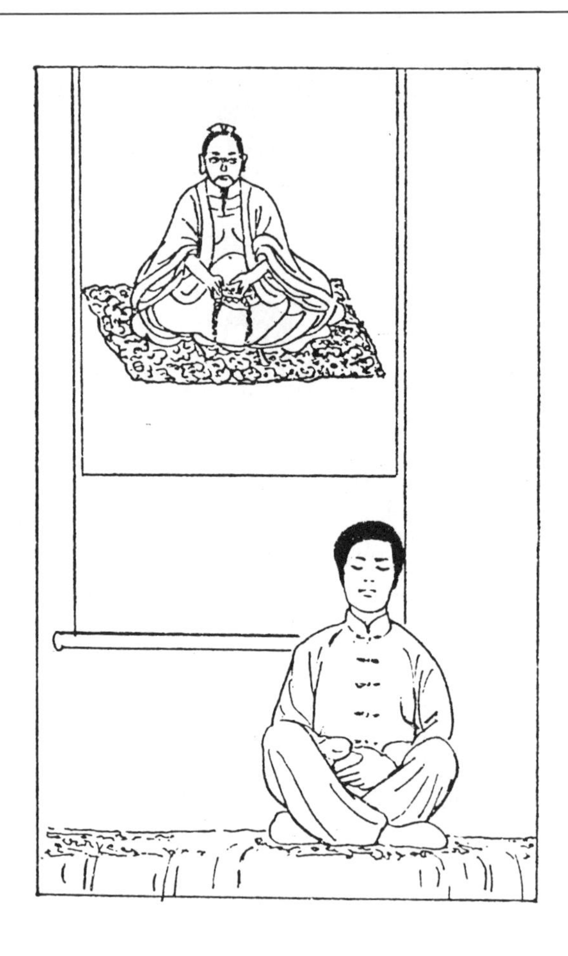

主治小腸虛冷疼痛。

身體端坐，兩手輕撫丹田處，輕輕圓轉摩擦，並行功運氣四十九口。

抱 月 圖

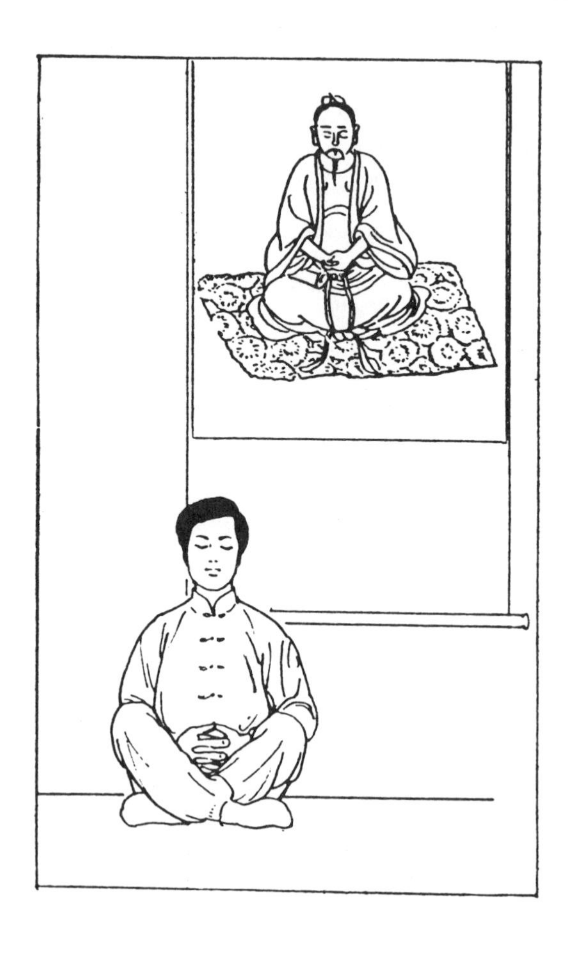

主治肚腹疼痛。

身體端坐，兩手十指相叉，抱於臍下，閉目。運氣四十九口。

搖天柱圖

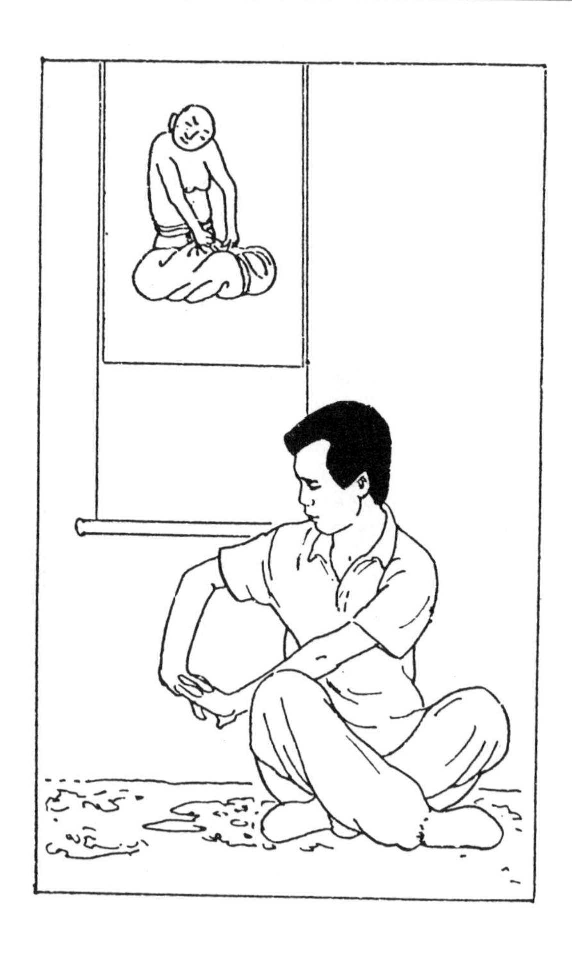

天柱，即頸柱，氣功中又喻指人體通天之氣柱。搖天柱可令氣息鼓蕩，血脈疏通，治頭痛及風寒淤塞。

微低頭，扭頸向左右側視，肩隨頭左右搖擺，雙手指相叉向體側下方按壓，與扭頸相配合。左右各二十四次。

擦面美顏圖

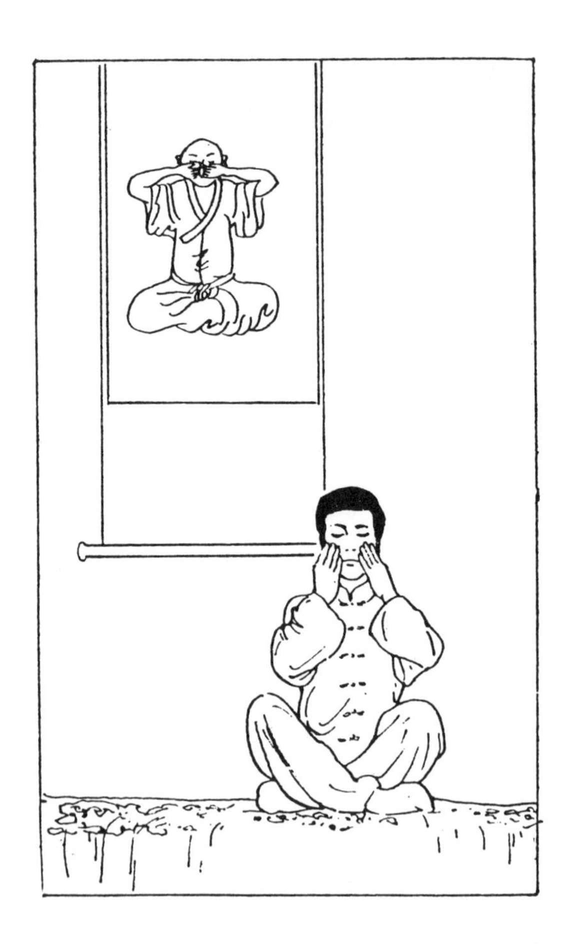

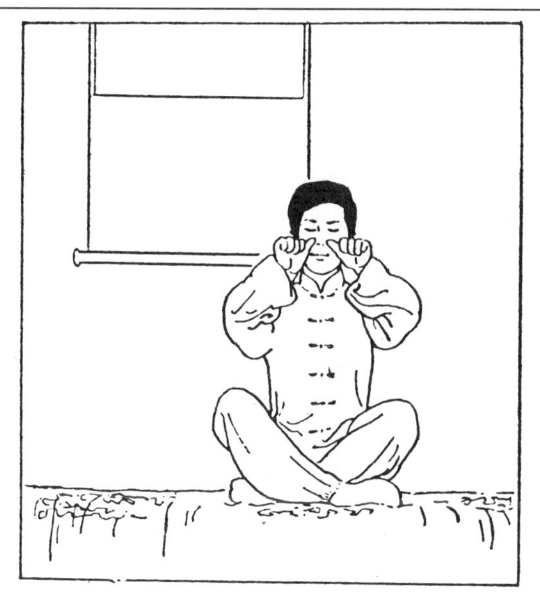

每天早起或白天偶睡醒來時，先不睜開眼。將兩手大指背相對摩擦至極熱，隨後左右手各揩左右眼皮，各擦九次。仍然閉目，暗轉眼珠，向左九遍，又向右九遍，再緊閉眼片刻，即大睜開，仍向左右轉眼珠各九遍。功能：除風熱，愈目疾。隨後又將大指背摩擦至極熱，即以兩指背趁熱一上一下揩鼻上三十六遍。功能：潤肺。

又將兩大指背彎骨按兩眼外角邊小穴中，各三十六遍；繼按兩眼近鼻兩角中各三十六遍。功能：明目清視。

然後兩掌相合，摩擦至極熱，用兩手掌擦面，共九十次。功能：光澤容顏，不使生皺。

平湖垂釣圖

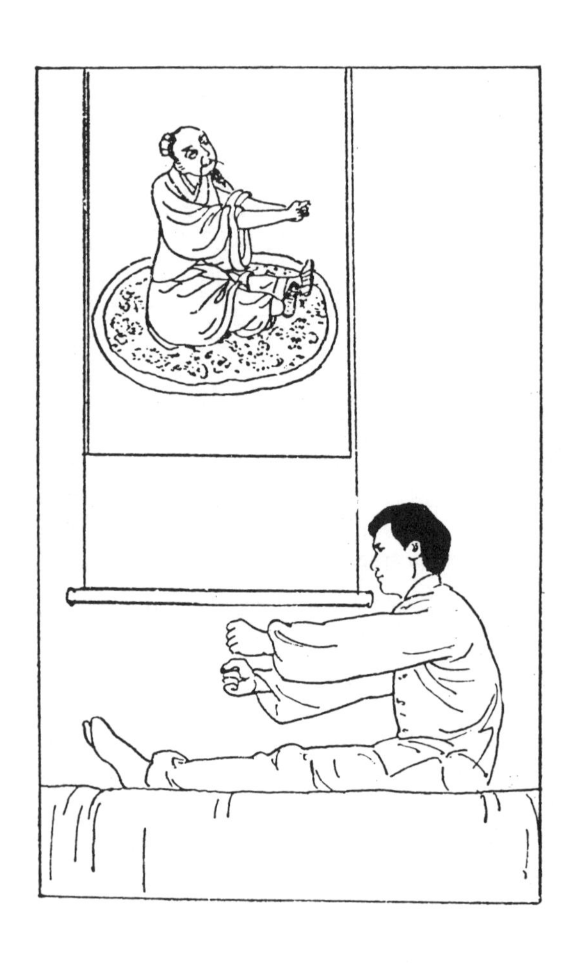

主治腰腿疼痛。

兩腿平行，自然前伸，平坐於席墊上，兩臂向前與腿平行，空握拳。手與足同時前後來回緩緩運動，並運氣十九口。

龍行虎奔圖

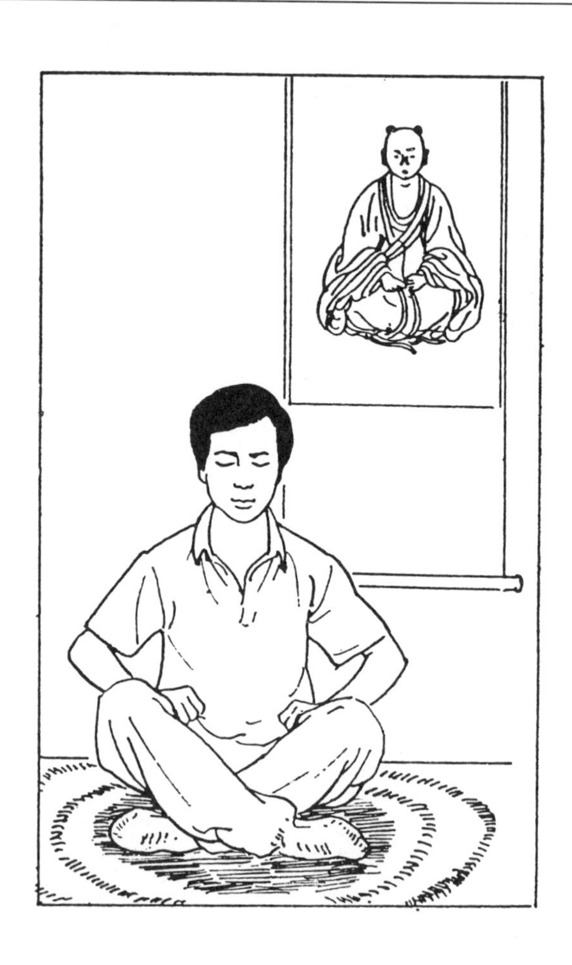

以舌攪口內，待滿口津液時，再鼓漱三十六次，然後分三次將津液（又稱「神水」）咽下，咽時要汩汩有聲，如此重複三次。百脈自周遍調勻，此稱為「龍行虎奔」。

伯陽破風圖

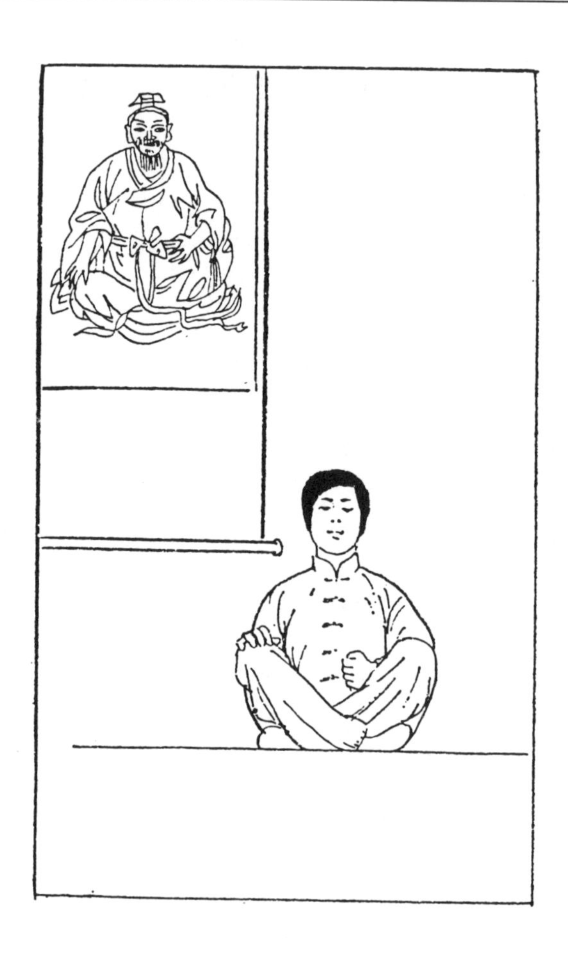

治年久癱瘓、瘸腫去風疏氣。

盤膝端坐，腰脊不可塌陷。左手握拳拄於左脇處，右手掌自然舒展，輕按右膝上。意念存想於病患處，運氣六口。再換右拳拄脇，左掌按膝，對稱練習。

摩雲舒袖圖

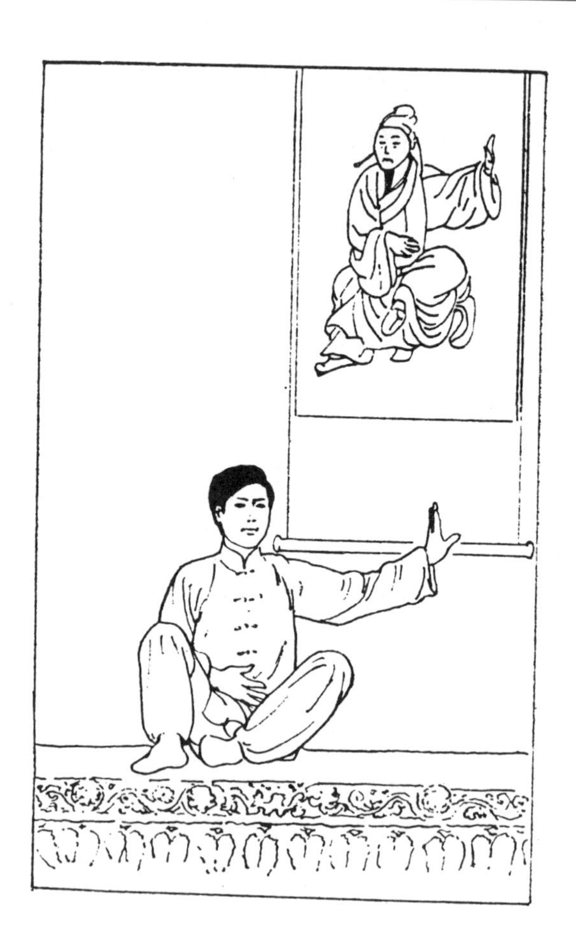

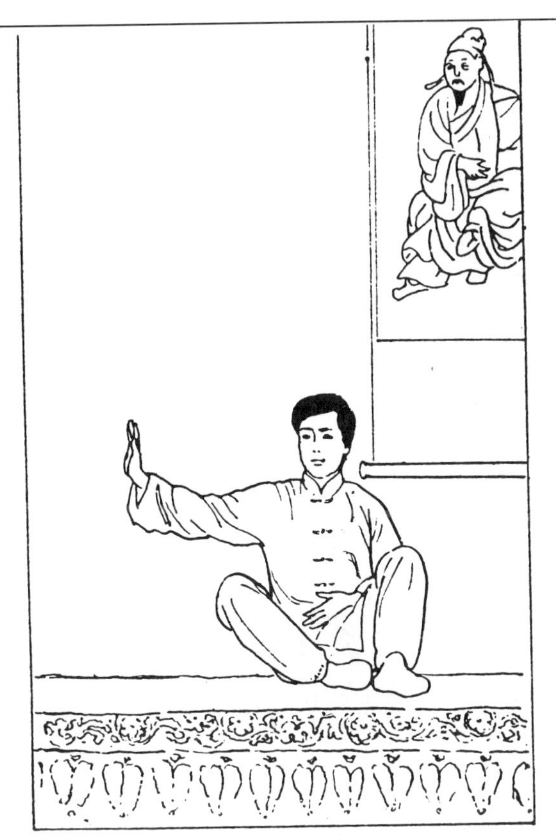

身體端坐，椅略高於小腿，右足自然平放地面，左腿彎屈鬆放於椅上。左手平舉，右手摩腹，順逆各九次，自然呼吸，凝神體內。做畢，再左足平放，右腿彎屈，伸右手，以左手摩腹，對稱操作。

治肩背疼痛，消化不良等症。

高山流水圖

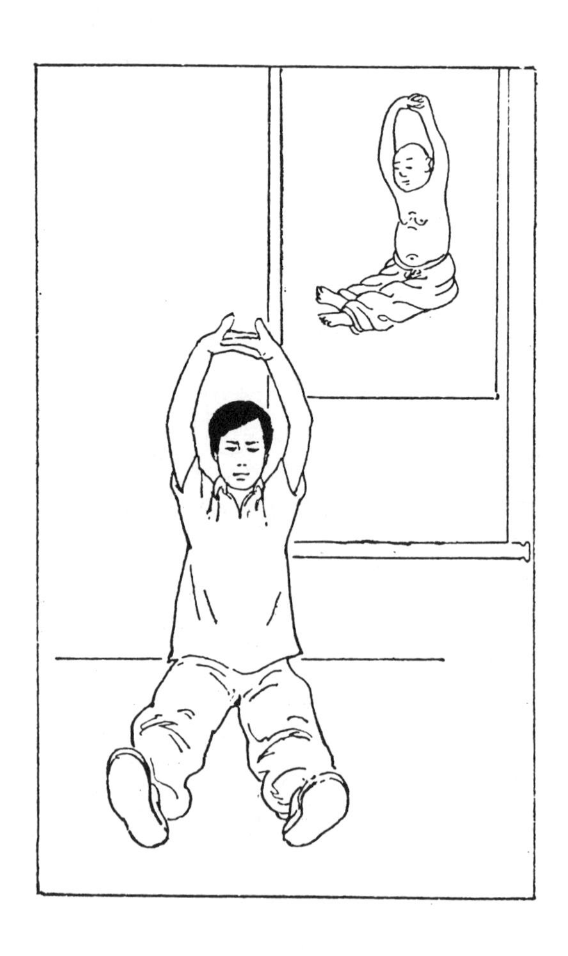

向前平伸兩腿，兩手十指相叉，反掌向上，先安放所叉雙手於頭頂，然後用力上托，如同重石托在手上，腰身均用力上聳。手托上一次，又放下，安於頭頂，再托上，反覆九次。

運拿風雷圖

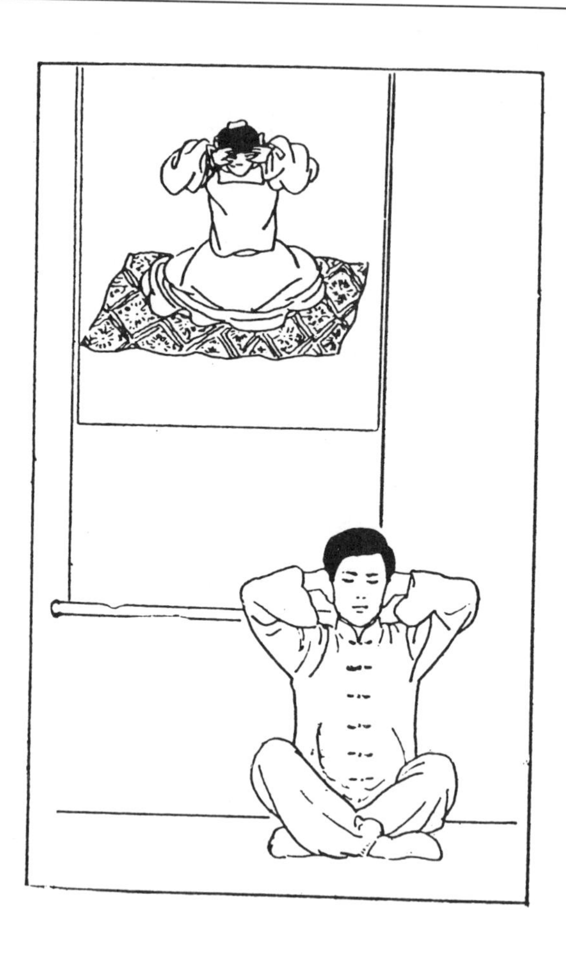

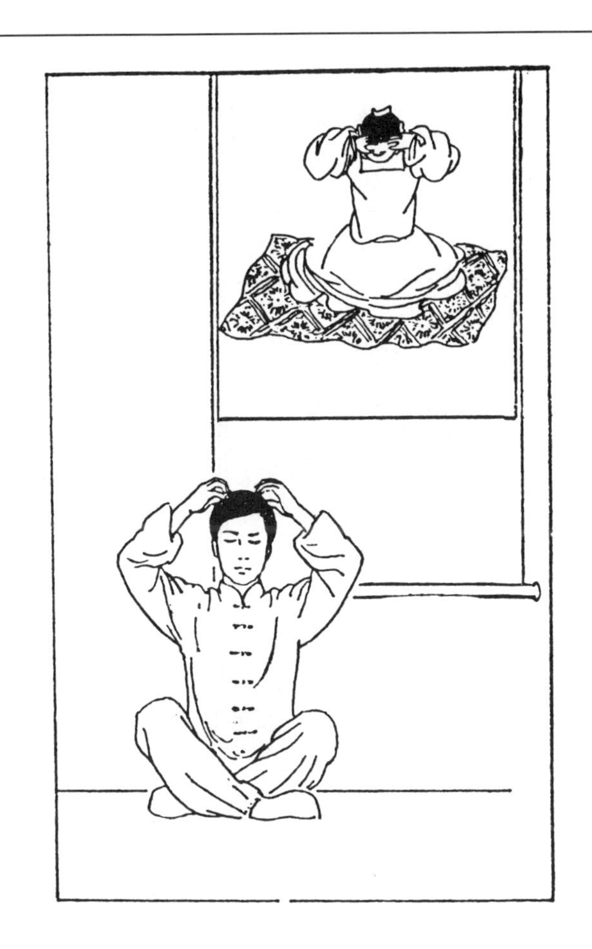

治頭風痛不止，並清腦寧神。

自然盤坐，以兩手抱耳連腦後，運氣十二口，共做十二次。

之後，梳髮、拍頭、摩面。

鼓琴吹瑟圖

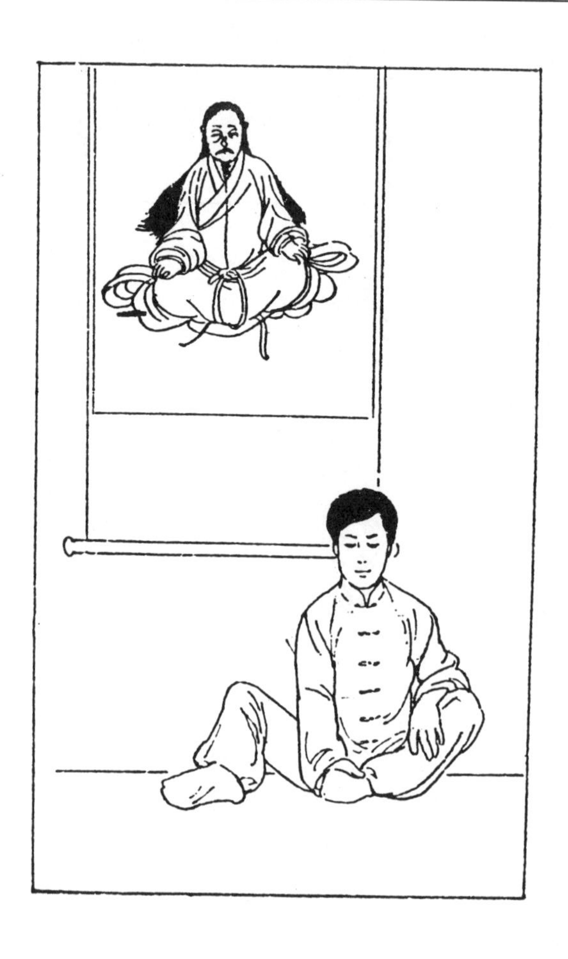

此功調理血脈，上治三焦不和，眼目昏花、虛弱。

身體端坐，先以兩手相摩擦生熱，以手擦兩足心。之後盤膝而坐，手按兩膝端坐，開口呵氣九口。

寂坐圖

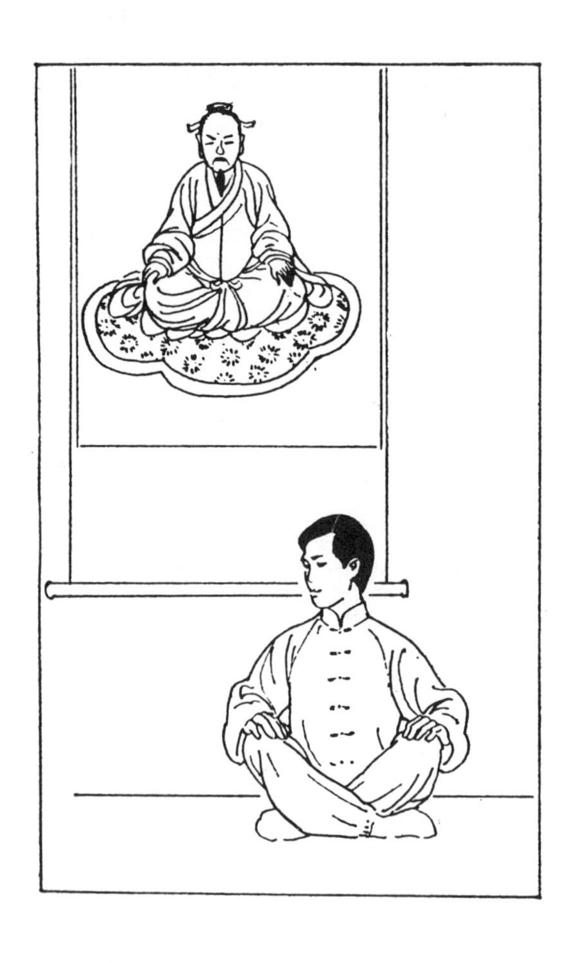

治一切雜病。

自然端坐，兩手輕按膝上，左右扭身，同時運氣十四口。

鳴天鼓圖

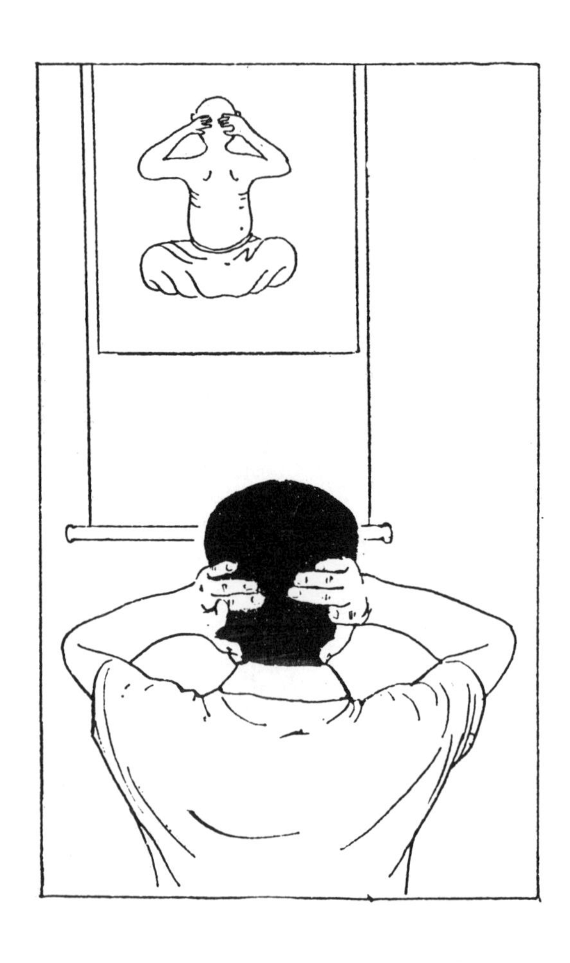

以兩手掌分掩兩耳，以第二指迭在中指上，用力放下第二指，重彈腦後如聞擊鼓之聲。兩手同彈，一先一後，左右手各彈二十四次，合計四十八聲。可清神爽腦，提高聽覺能力。

韓湘子存氣圖

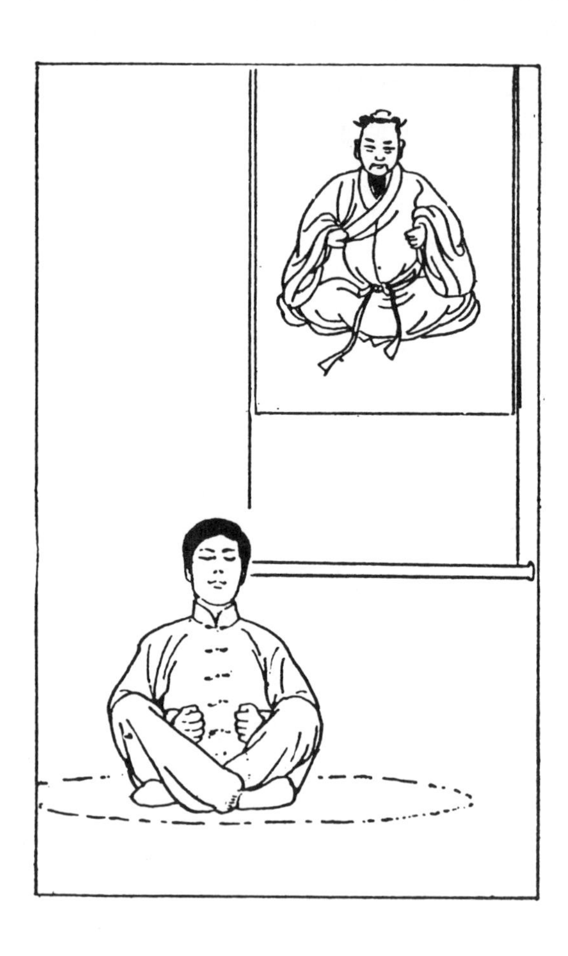

治血氣衰敗。

自然盤坐，先以兩手擦雙目，再以兩手拄定兩脇行功，引氣上升，運氣二十四口。

搖轉轆轤圖

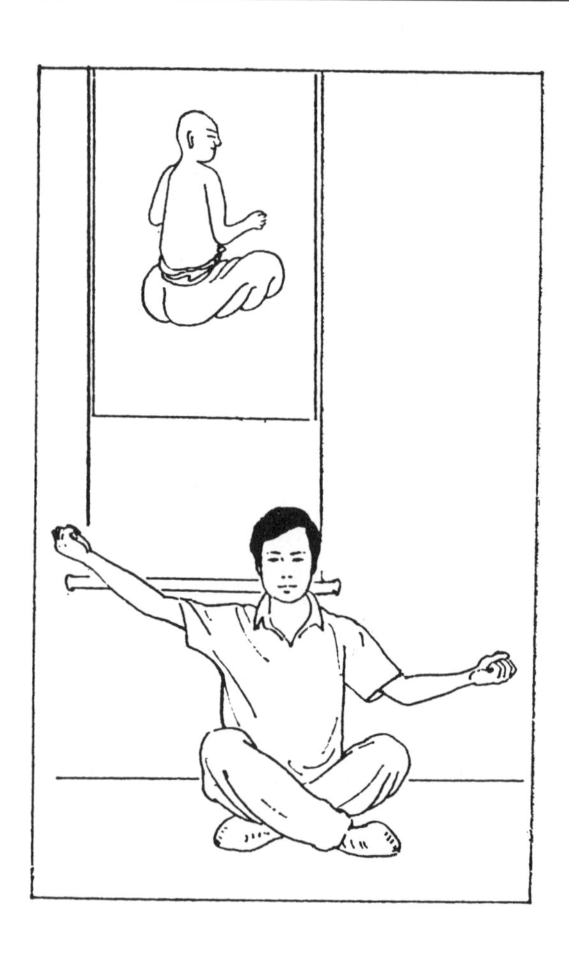

屈彎兩臂，先以右臂連肩圓轉三十六次（順逆時針方向各十八次），如絞車一般，又如搖轆轤狀。然後左臂同樣運轉三十六次。

撫雲陽板圖

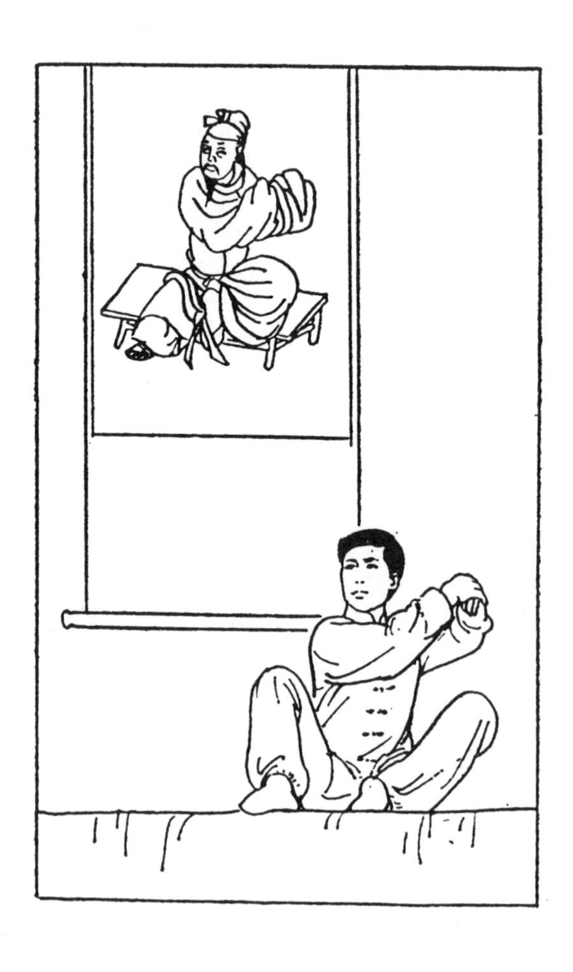

主治癱瘓。

身體坐在凳子上，左腳彎膝放在凳子上，右腳輕放地面。兩手相抱向左上舉，眼向右看，運氣二十四口。

右側與左側對稱做。

魚戲北溟圖

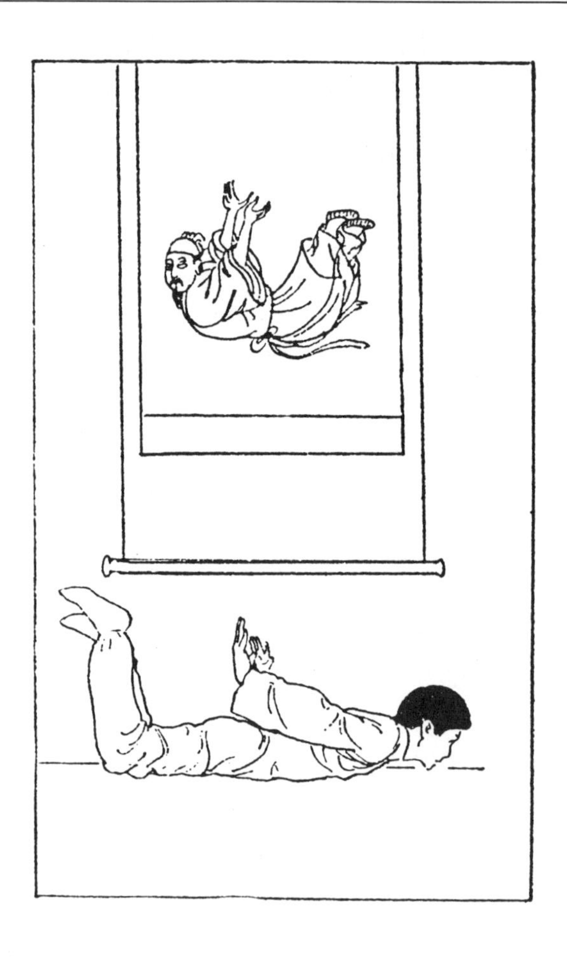

治攪腸沙、消化不良、胸腹積氣等症。

以肚腹著地，兩臂反向後，往上舉，兩腿也往上翹舉。運氣十二口。

閑臥白雪圖

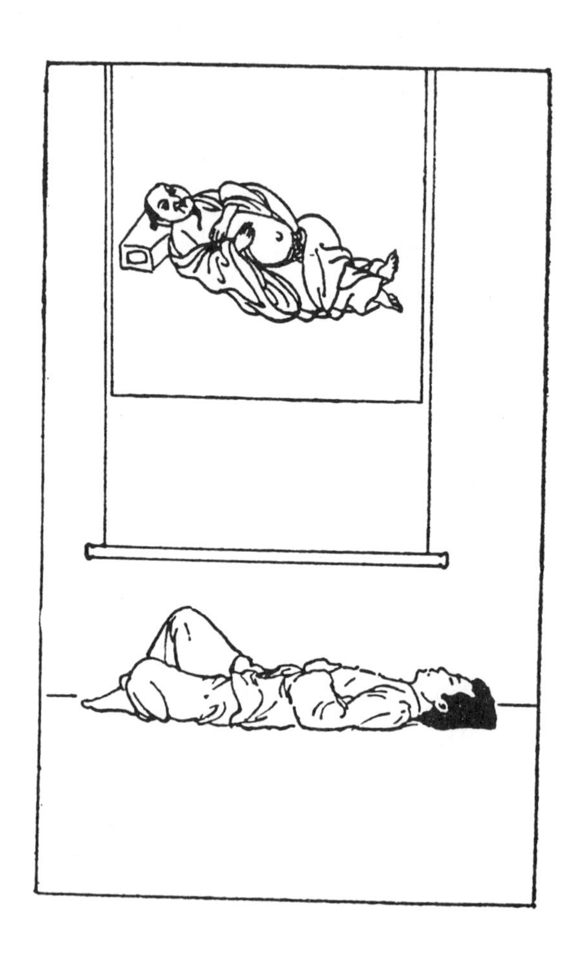

　　仰面鬆臥，以兩手在胸、肚腹部位往來輕撫摩，同時運氣六口。

　　治五谷不消，胸悶不暢。

插花滿頭圖

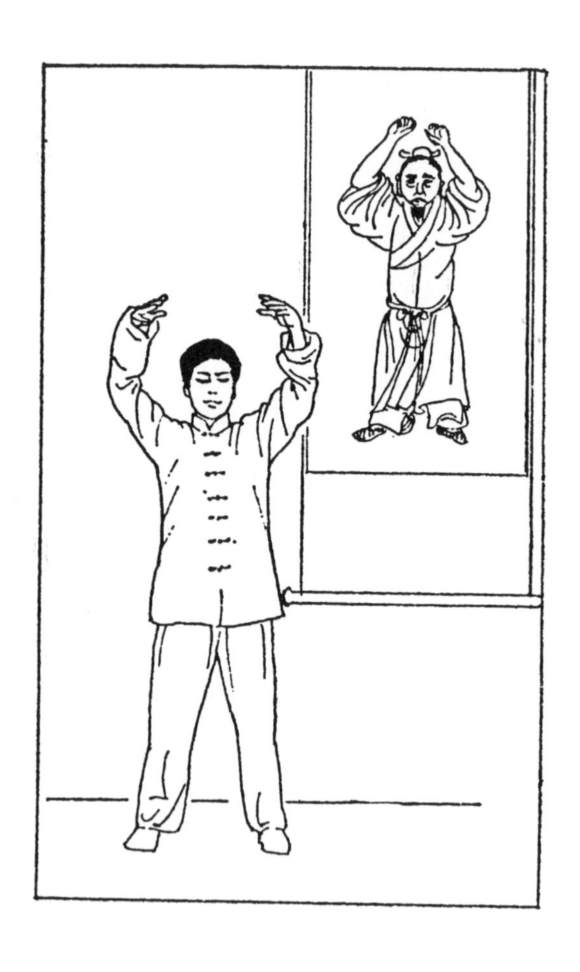

治肚腹膨脹、遍身疼痛。

身體正立，兩手背向上，盡力上托，腳跟著地，緊撮谷道，運氣九口。

劉海戲蟾圖

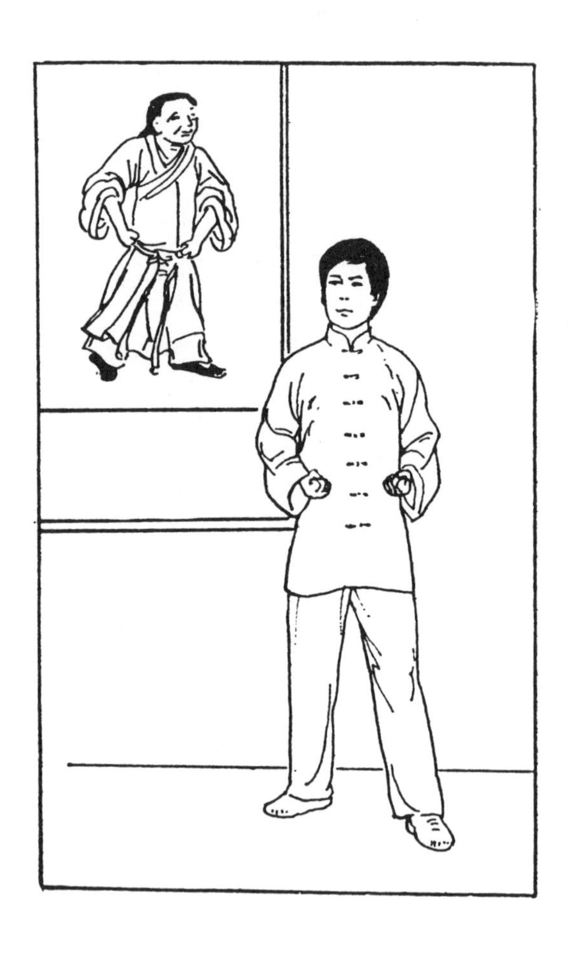

治全身拘緊、疼痛、氣塞、風寒等症。

鬆靜站立，左腳向前邁出一步，兩手握拳橫放腰際，運氣十二口。再右腳邁前，兩手不變，運氣十二口。

清風洗心圖

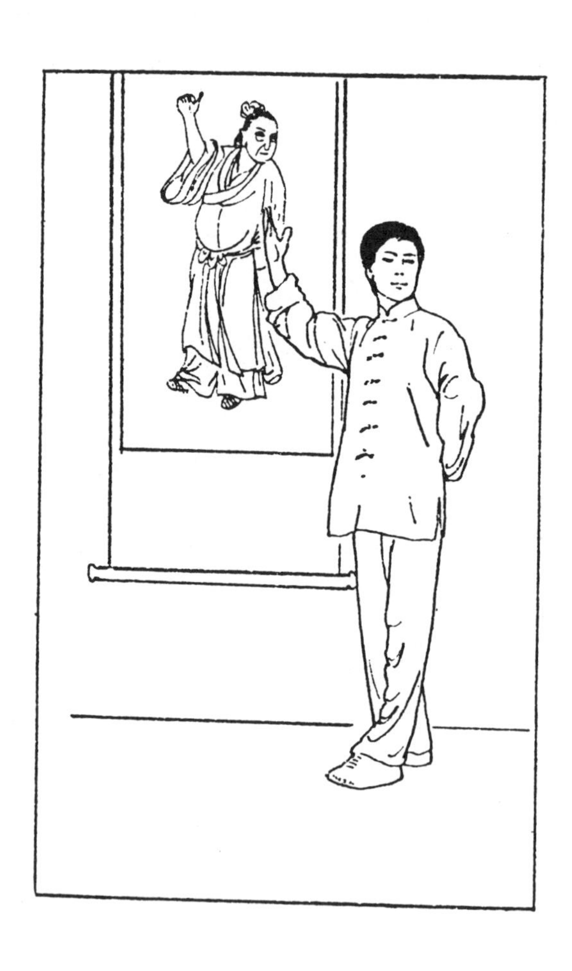

治一切心疼。

丁字步自然站立，右臂上揚起，身體向左扭轉，眼向左前方看，左手背貼在身後。運氣九口。

血脈調和圖

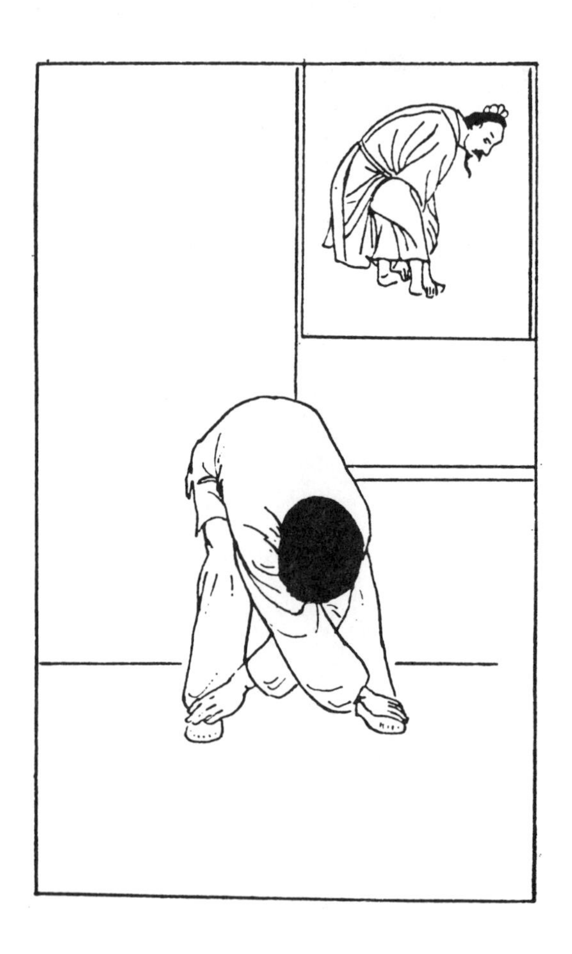

此圖為治血脈不和的動功練法。

兩腳約與肩寬，彎腰，左右手交叉握住左右腳（即以右手握左腳，以左手握右腳）。身體略向左轉，行氣十二次，再向右轉，行氣十二次。

鳥龍擺尾圖

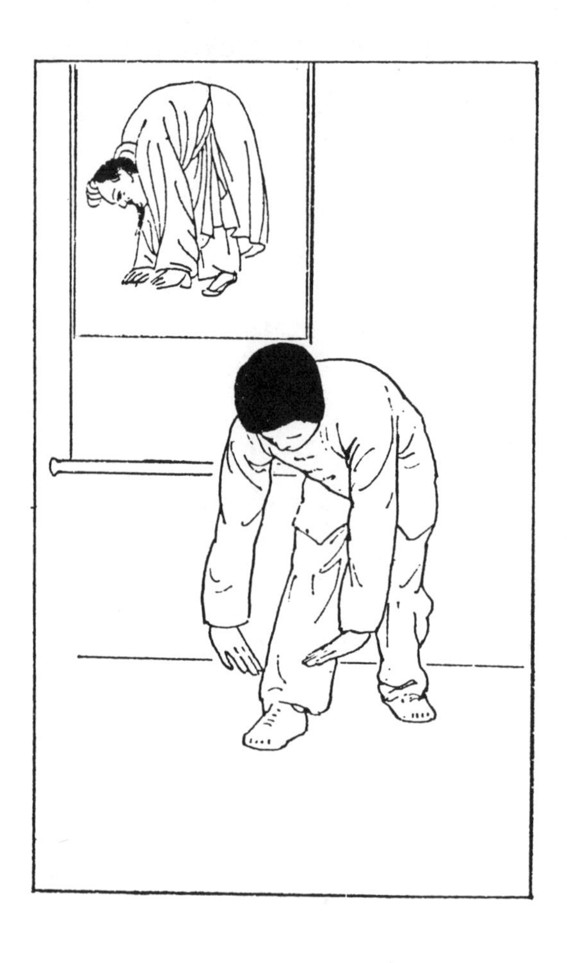

治腰疼。

自然站立，再彎腰低頭，手與腳尖齊。運氣二十四口。

六字治臟圖

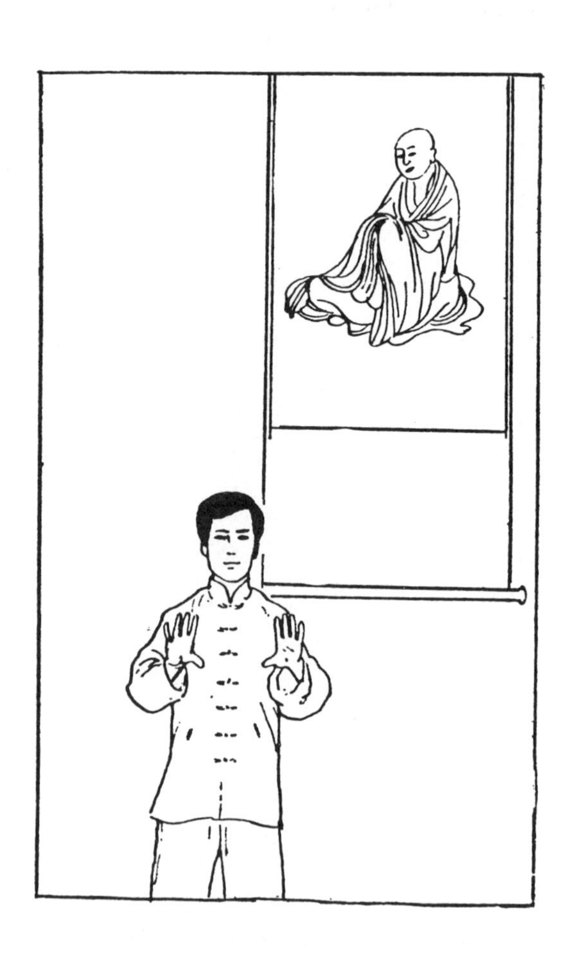

每日自子時以後，午時以前，靜坐叩齒，滿口津液後分數次咽下。依次念「呵」、「嘘」、「呼」、「呬」、「吹」、「嘻」六字，可去五臟疾患。

念時口中輕念，耳不聞聲。每念一字，要盡一口氣之久。

六字訣是我國歷史較長，且實用性較強的健身功法，依據五行生克、內臟補瀉原理祛疾強身，流傳較廣。不同源流在具體六字上略有出入，且有的講究配時辰、配方向而念。

淨心拜空圖

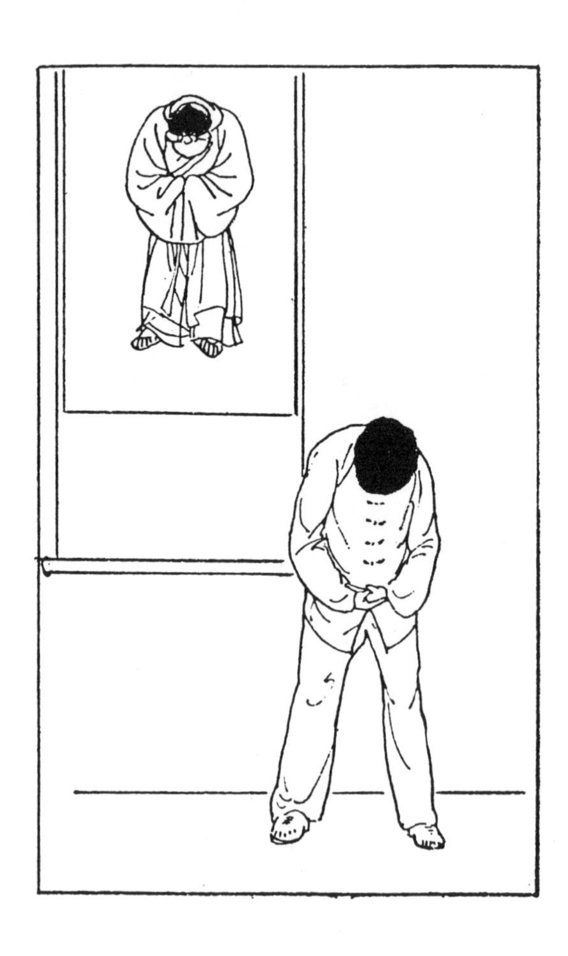

此功治前後心疼痛。

兩腳外八字自然站立，低頭於胸前，兩手抄合於腹下，澄心淨慮，用功行氣十七口。

行歌暢氣圖

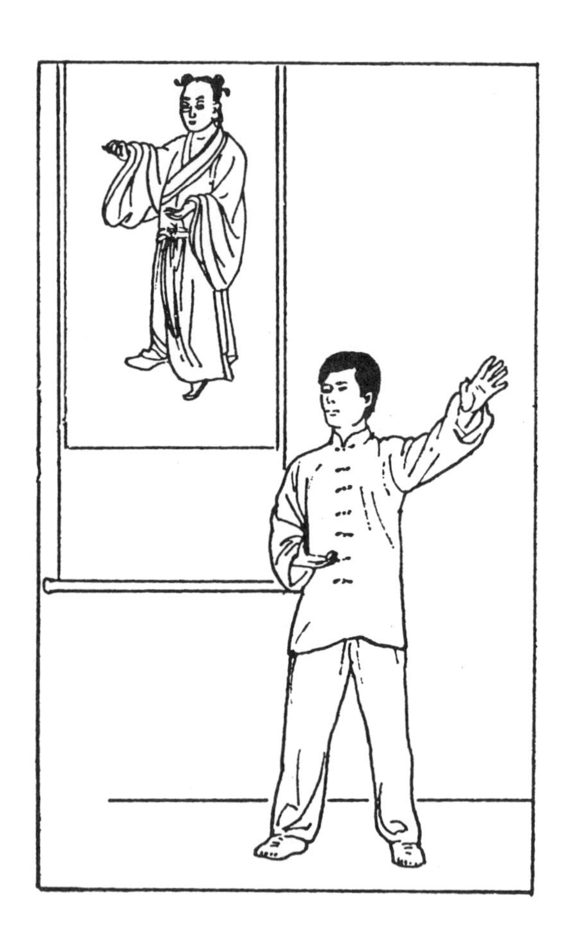

治氣血不通。

鬆靜站立用功。如果左邊氣脈不通，則平舉左臂向前，意在左邊，同時運氣。如右側氣脈不暢，則平舉右臂向前，意在右邊，同時運氣。

拈花行氣圖

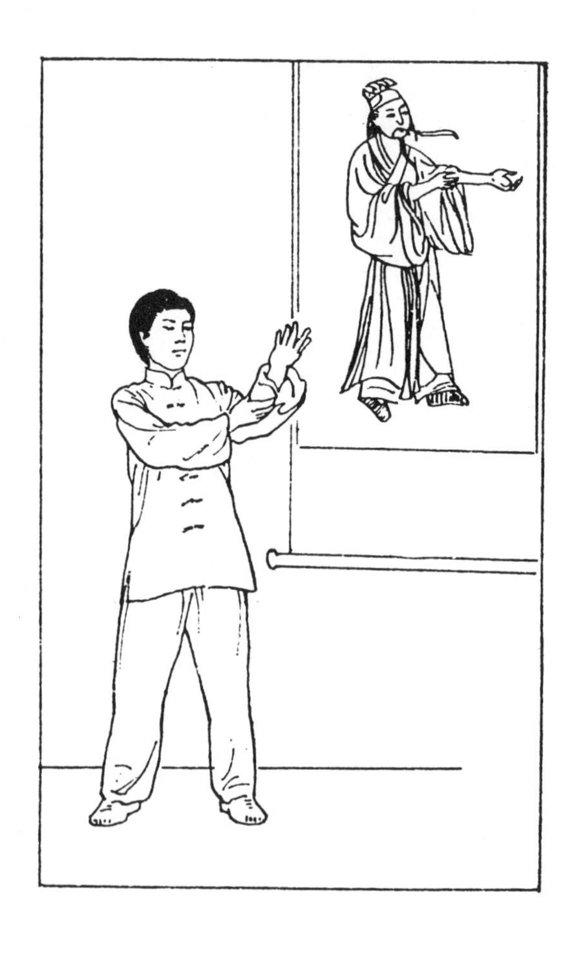

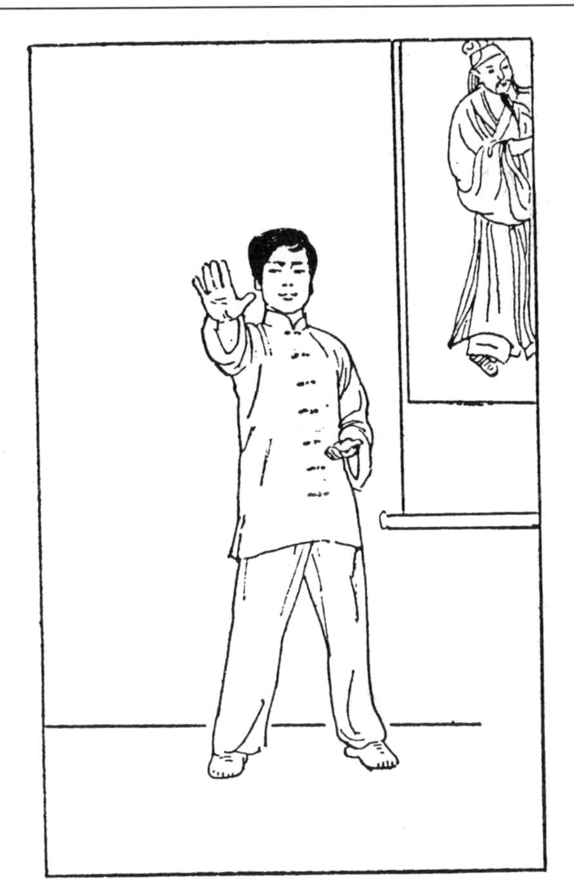

治胳膊、肩背疼痛。

自然站立，平伸左臂，舒右手捏拿胳膊肚，同時運氣二十二口，再換捏右臂運氣。

俯仰天地圖

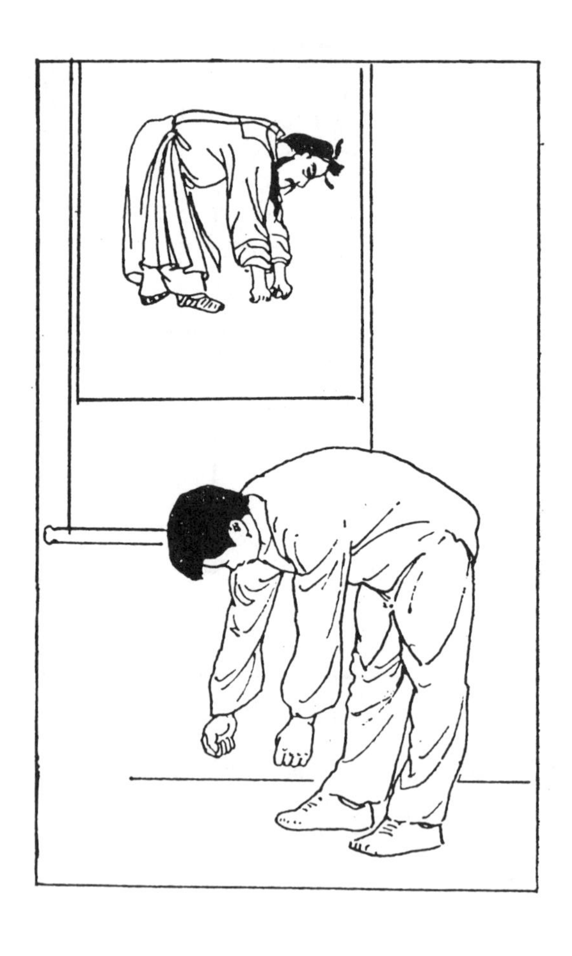

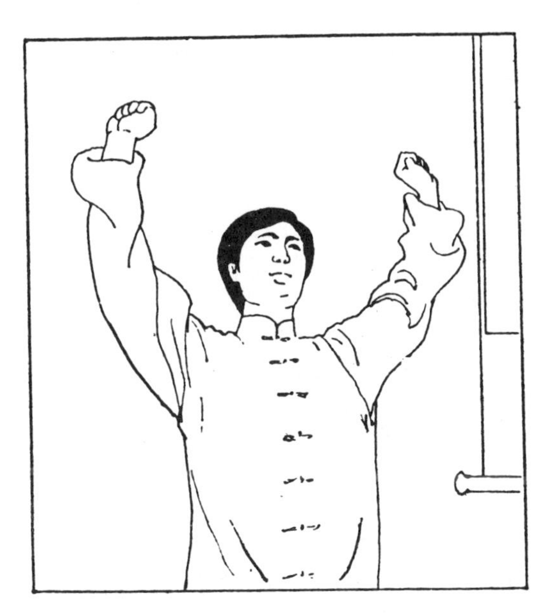

天為陽，地為陰，而人合於其中，採天地之氣運化五臟，展上下四肢舒展形體。

鬆靜站立，雙足略與肩寬。兩手握固（四指壓住拇指），緩緩彎腰，雙拳盡量向下。再慢慢起身，兩拳隨身而舉過頂。如此循環九次。彎腰前吸氣，彎腰時閉氣，起身舉拳時呼氣。

伸展撥骨，開脈通氣，可治腰腿疼痛、胸悶氣短及關節病。

走馬觀花圖

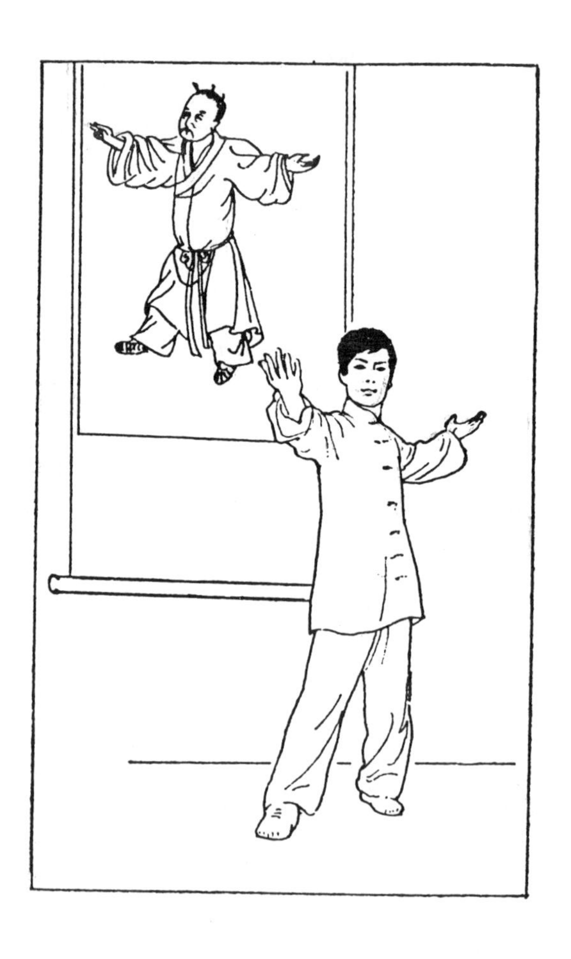

治赤白痢疾。

兩腿前後自然分開，雙臂伸開如托物狀，目視前手，身體微向側後轉，運氣九口。再左右互換，重複練習。

五禽圖之一——虎戲圖

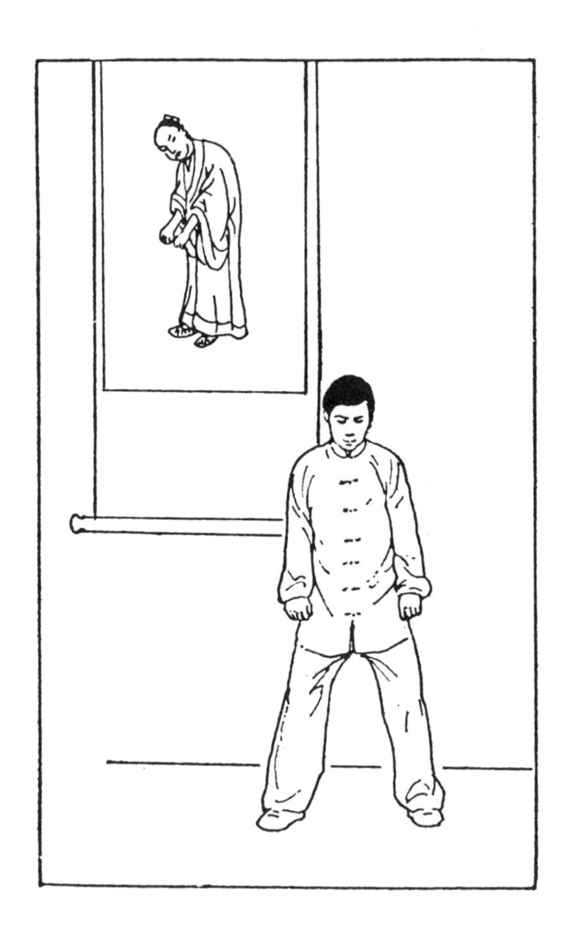

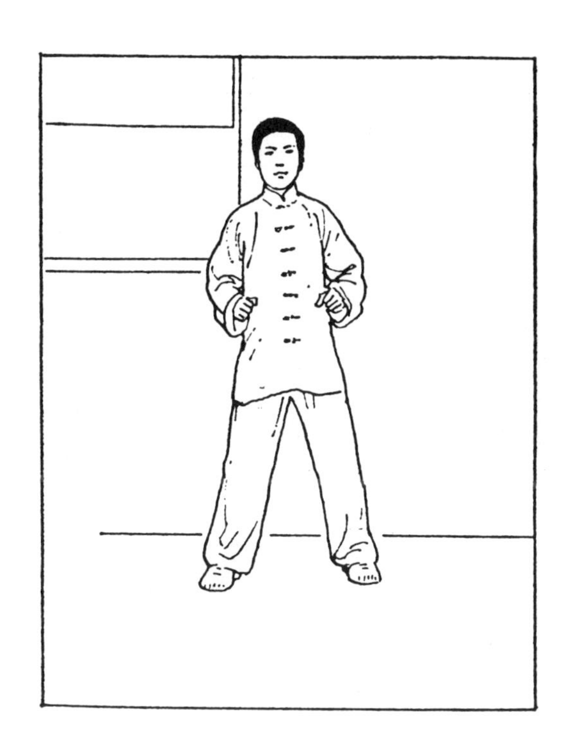

閉氣低頭，兩手握拳前伸，如虎發威。兩手如提千斤重物，輕輕提起，不要放氣，平身呑氣入腹，使全身神氣鼓蕩。如此反覆做三十二次。

五禽圖之二——熊戲圖

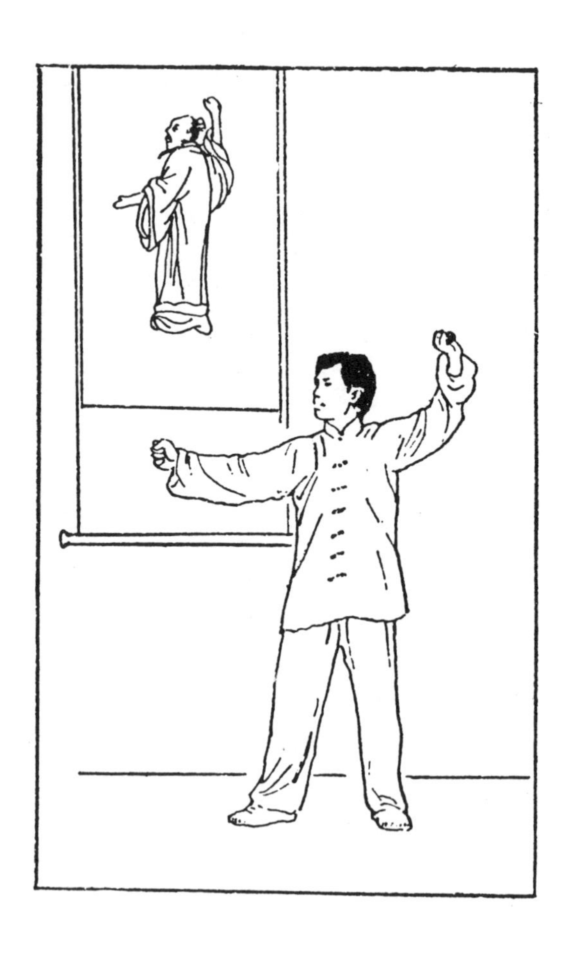

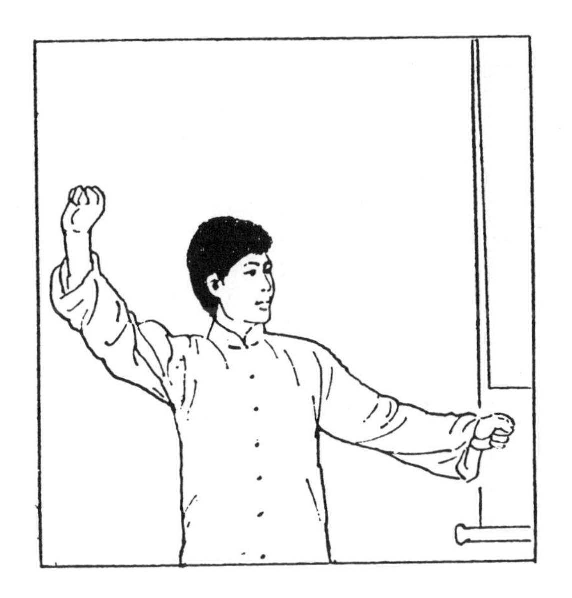

閉氣捻拳如熊，左右擺腳，安前投立定，使氣兩脇傍骨節皆響。此式能安腰力，能除腹脹。反覆做十五次。

五禽圖之三——鹿戲圖

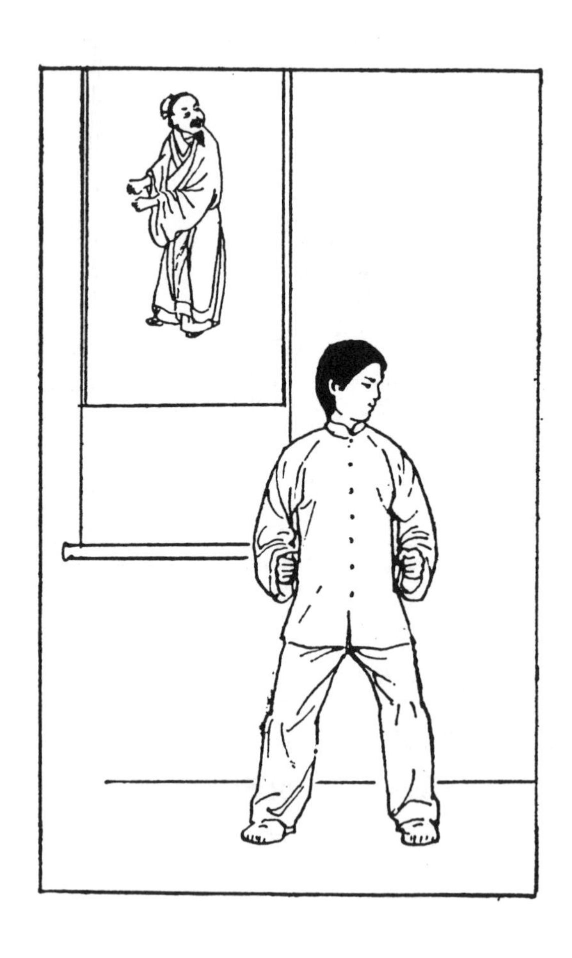

閉氣低頭，捻拳如鹿。轉顧尾閭，平身縮腎，立腳尖跳起，落下時腳跟著地，連著天柱動，並帶動全身震顫。做二、三十次。

五禽圖之四——猿戲圖

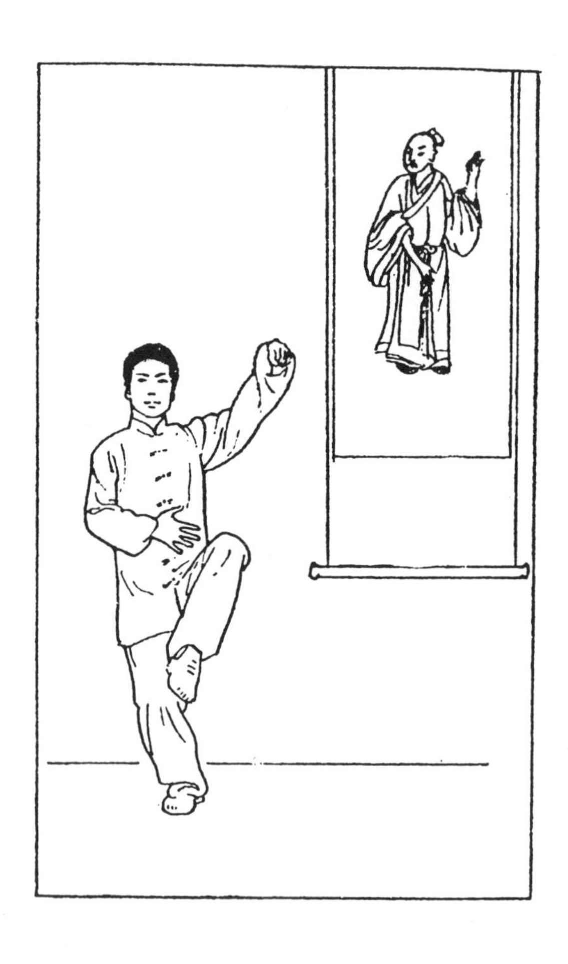

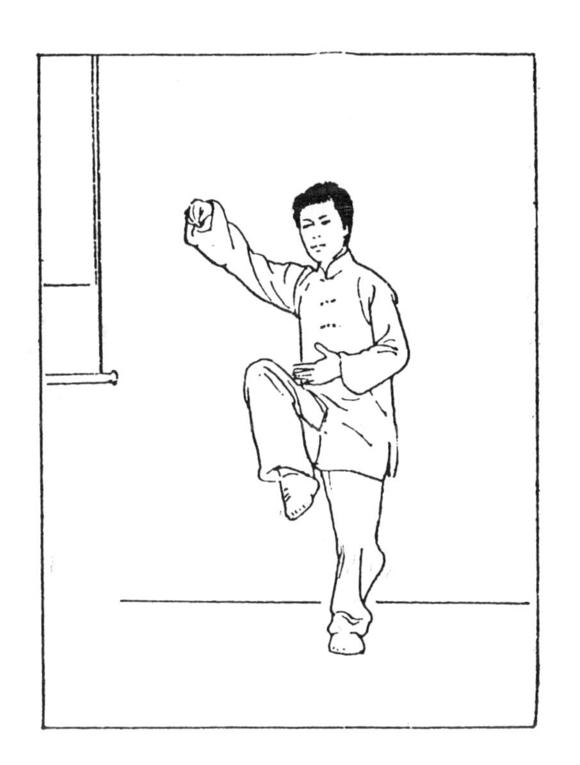

閉氣如猿。一只手如抱樹，一只手如捻拿果子。一條腿虛空抬起（腳尖自然垂下），另一腿膝關節微屈。連口吞氣入腹，至出汗為止。兩腿更換練習。

五禽圖之五——鳥戲圖

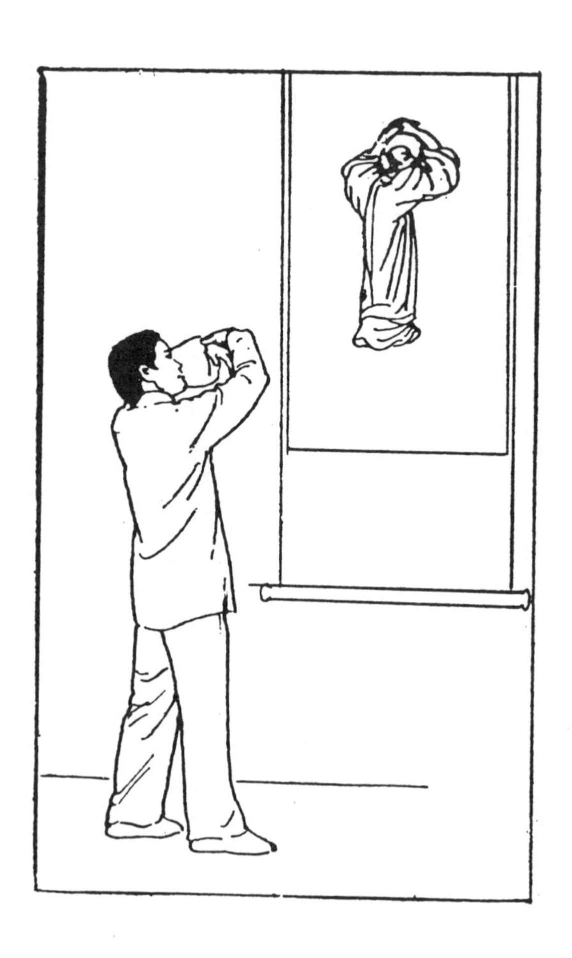

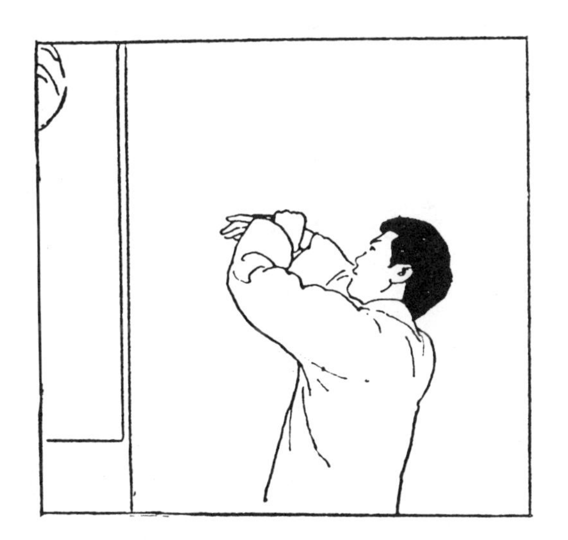

閉氣如鳥飛，雙手相搭握，欲起尾閭，氣朝頂，腰仰起迎舞頂。

正月練功圖

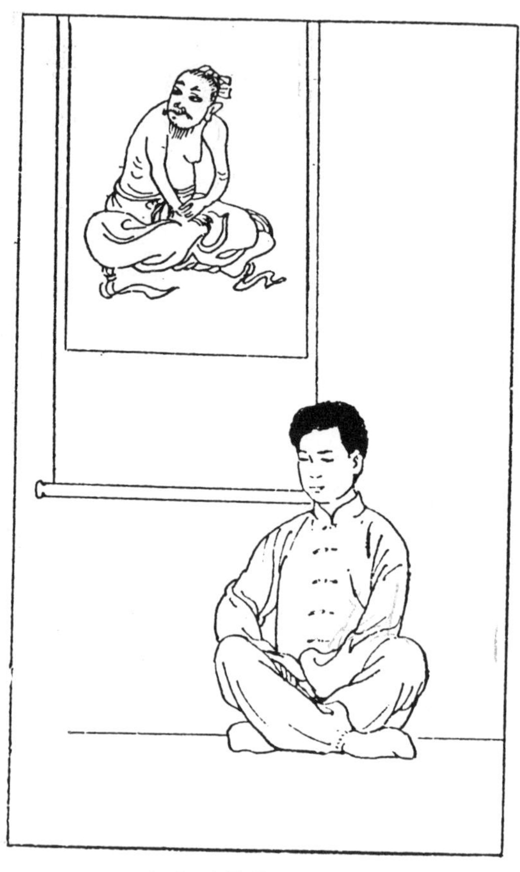

立春正月節坐功圖

正月於一年中屬「寅」，經絡配手少陽三焦經。卦象為泰（☷☰），生氣在子，坐臥當向北方。當月天地俱生，謂之發陽，天地資始，萬物化生，生而勿殺，與而勿奪。

立春正月節坐功圖

每日子丑時，疊手按大腿，轉身勾頸向兩側聳引，左右對稱各做十五次。之後，盤膝端坐、叩齒、吐納、漱液咽津三次。

可治：風氣積滯，頭痛，耳後痛，肩、背、肘、疼痛等症。

正月練功圖

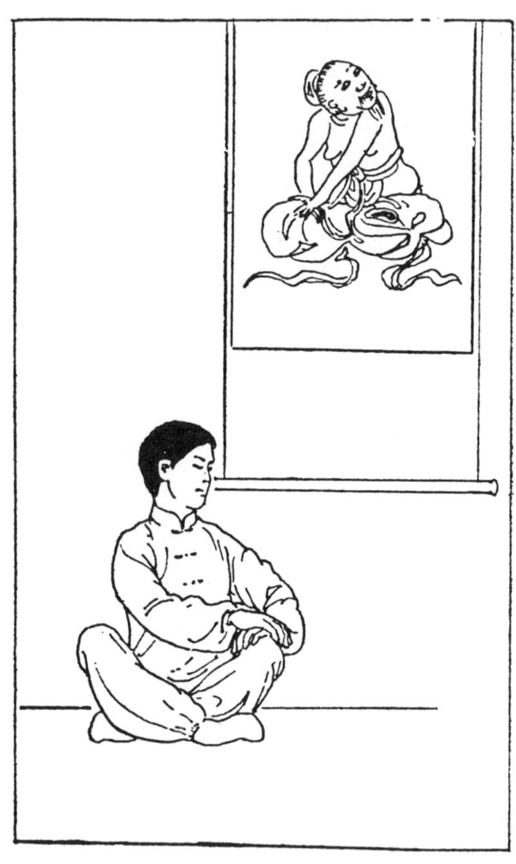

雨水正月中坐功圖

雨水正月中坐功圖

每日子丑時，疊手按膝，同時扭頭擰身，向一側導引，左右各做十五次。之後，盤膝端坐，叩齒，吐納，生津後咽下。

可治：三焦經絡留滯、耳聾、出虛汗、眼痛、頰痛等症。

二月練功圖

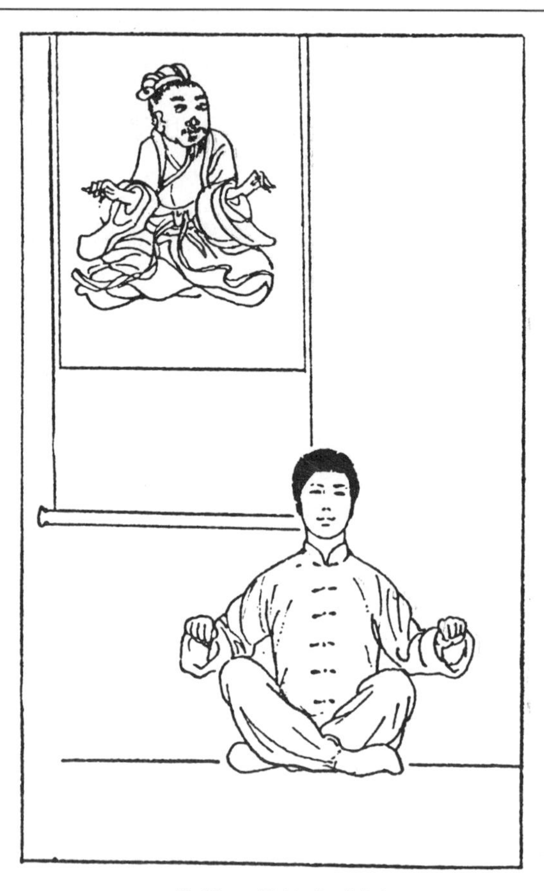

驚蟄二月節坐功圖

二月於一年中屬卯，經絡配手陽明大腸經，卦象為大狀（䷡）。此月當和其志，平其心，勿極寒，勿太熱，安靜神氣。生氣在丑，臥養宜向東北。

驚蟄二月節坐功圖

每日丑寅時，握固轉頸，反肘向後頓掣三十次，叩齒三十六次，吐納，咽津液。

可治：腰、脊骨、肺、胃蘊積邪毒，目黃，口乾，面腫，嗓啞，目渾，遍身疙瘡等症。

二月練功圖

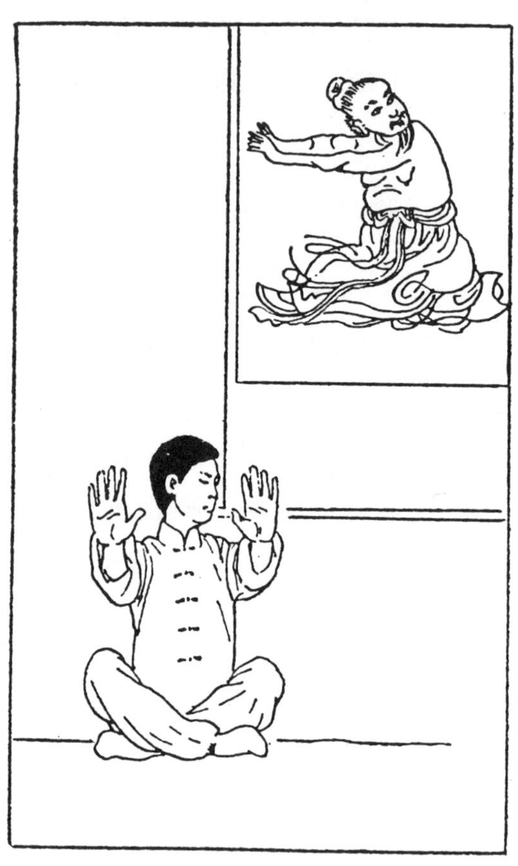

春分二月中坐功圖

春分二月中坐功圖

每日丑寅時，向前用力推手，同時回頭望遠，左右各做四十二次。之後盤膝正坐，叩齒三十六次，吐納、咽津液九次。

可治：胸悶，肩痛，經絡虛勞，邪毒齒痛，頸腫，耳聾耳鳴，皮膚騷癢等症。

三月練功圖

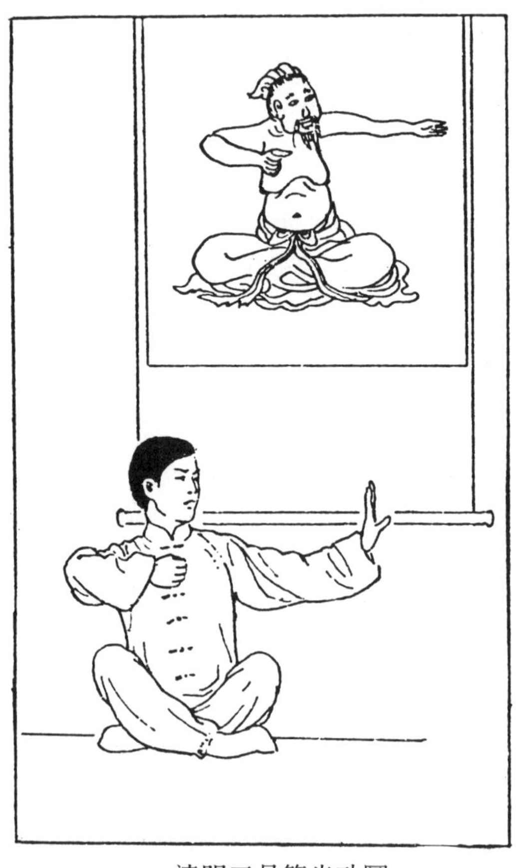

清明三月節坐功圖

三月於一年中屬辰，經絡配手太陽小腸經，卦象為夬（䷪），決而能和之意。此月萬物發陳，天地俱生，陽熾陰伏，宜臥早起早，以養臟氣，宜益肝補腎。生氣在寅，坐臥宜向東北方。

清明三月節坐功圖

每日丑寅時，盤膝正坐定，雙手如拉硬弓，左右手對稱互換，各做二十四次。叩齒，納清吐濁，咽津液。

可治：腰腎腸胃虛邪，耳聾、耳熱，頸痛難轉頭，腰軟，肘臂痛等症。

三月練功圖

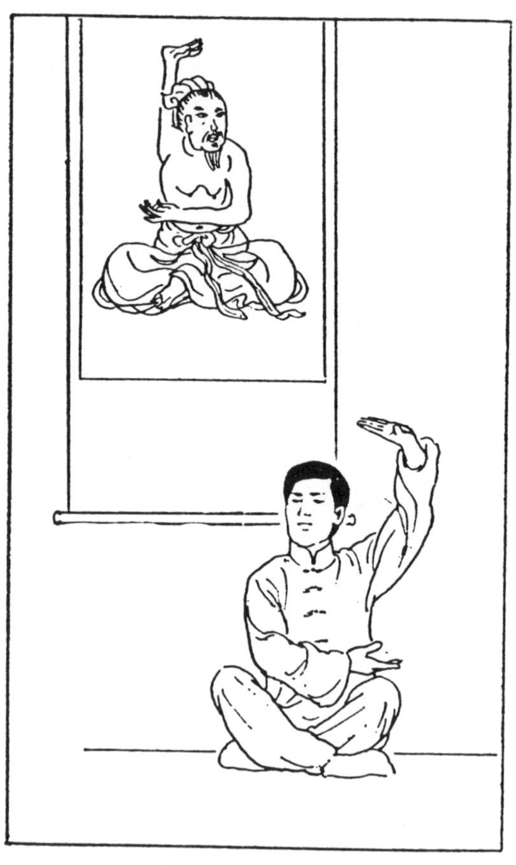

谷雨三月中坐功圖

谷雨三月中坐功圖

每日丑寅時，平坐，換手左右舉托，移臂左右掩乳，各三十五次，叩齒，吐納，咽津液。

可治：脾胃瘀血、目黃、頰腫、關節腫疼、流鼻血等症。

四月練功圖

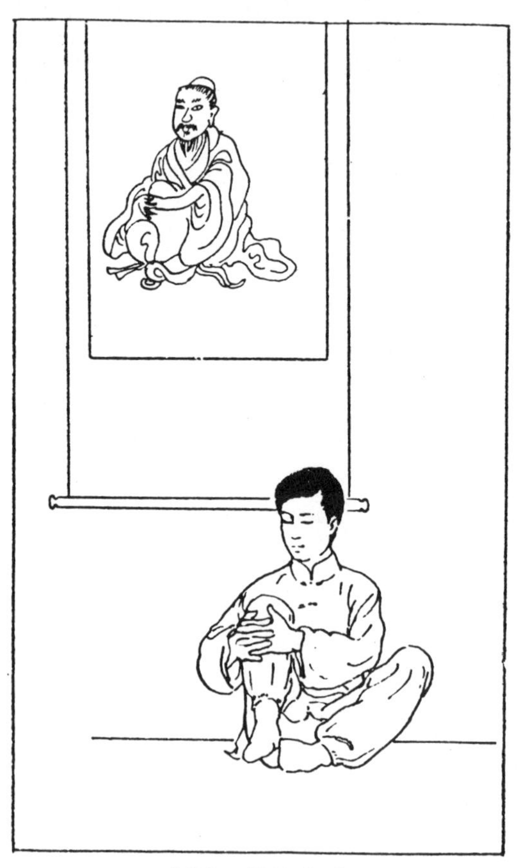

立夏四月節坐功圖

四月於一年中屬巳，經絡配手厥陰心包經。卦象為乾（☰）。乾為健，為純陽而極剛。天地始交，萬物並秀，宜夜臥早起，以受清明之氣。生氣在卯，坐臥行功宜向正東方。

立夏四月節坐功圖

每日以寅卯時，閉息瞑目，以雙手抱膝，用力向胸部抱壓，再鬆開，左右膝如此抱掣各三十五次。之後，盤膝正坐、叩齒、吐納，咽津液。

可治：風濕留滯，經絡阻塞，手、足、心煩熱等症。

四月練功圖

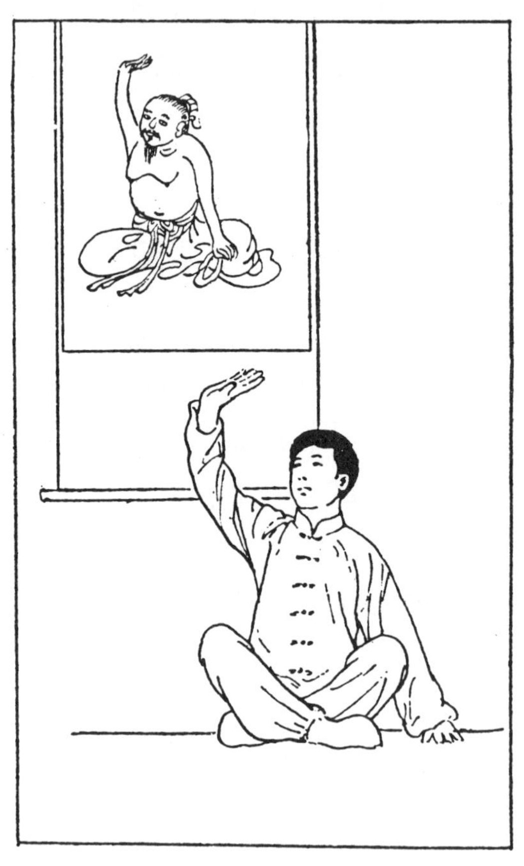

小滿四月中坐功圖

小滿四月中坐功圖

每日寅卯時，正坐，一手下按，一手向上舉托，雙手用力對抻，左右換手各做十五次。之後，正坐、叩齒、吐納、咽津液。

可治：臟腑蘊積邪毒，胸肋脹滿，心煩，面赤目黃等症。

五月練功圖

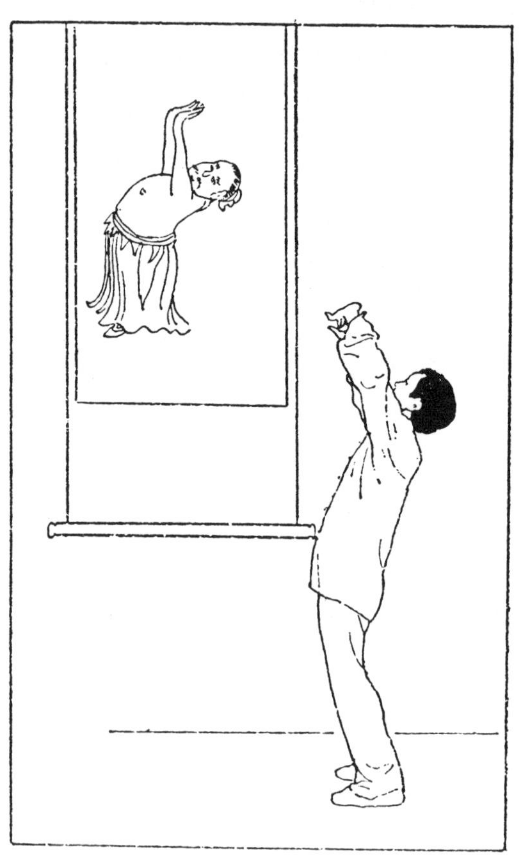

芒種五月節作功圖

五月於一年中屬午，經絡配手少陰經，內臟對應心，卦象為姤（☰☴）。以陰遇陽，以柔遇剛之象，火氣漸壯，水力衰弱，宜補腎肋肺。生氣在辰，宜坐臥向東南方。

芒種五月節作功圖

每日寅卯時，正立仰身，兩手上托，左右用力舉，各三十五次。之後，盤膝正坐，調勻呼吸，叩齒三十六次，吐納若干回，咽口中津液。

可治：腰腎蘊積虛勞，心痛，肋痛，易驚易忘，咳吐，頭痛面赤等症。

五月練功圖

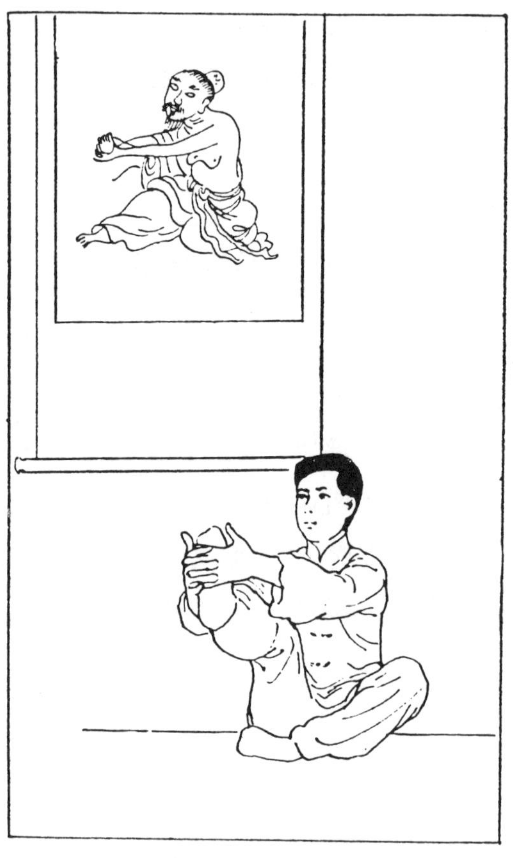

夏至五月中坐功圖

夏至五月中坐功圖

每日寅卯時，跪坐，伸手叉指，一腳踏手中，用力前踏，左右各踏三十五次。之後，盤膝正坐，叩齒，徐徐吐濁氣，咽液。

可治：風濕積滯，腕膝痛，兩腎內痛，腰背痛，身體沈重等症。

六月練功圖

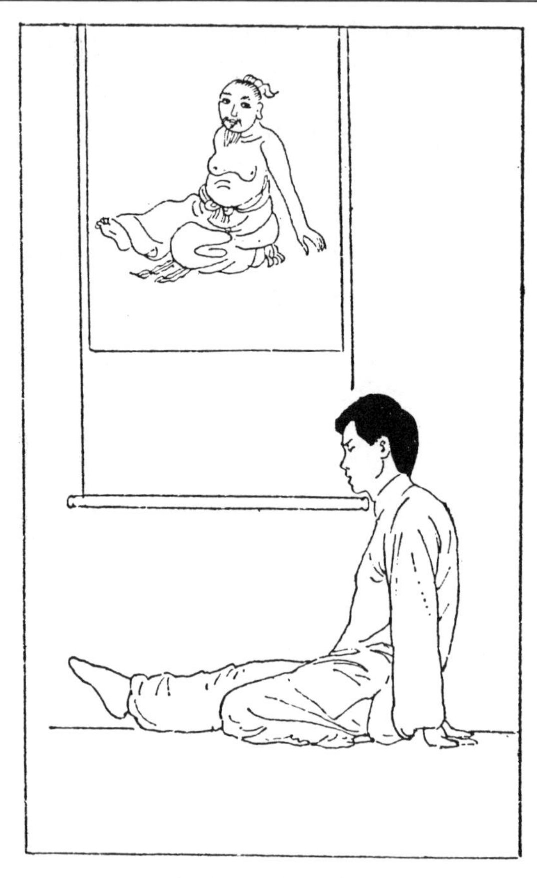

小暑六月節坐功圖

六月一年中屬「未」，經絡配手太陰經，臟腑主肺、脾，應濕土，卦為遁（䷠），二陰浸長陽當避，生氣在巳，坐臥宜向南方。

小暑六月節坐功圖

每日丑寅時，兩手著地，屈壓一足，直伸一足，用力掣十五次。之後，盤膝坐好，叩齒、吐納、咽液。

可治：腿膝腰髀風濕，肺脹滿溢，乾喘咳，半身不遂，小腹脹引腹痛，哮喘，脫肛，無力，喜怒無常等症。

六月練功圖

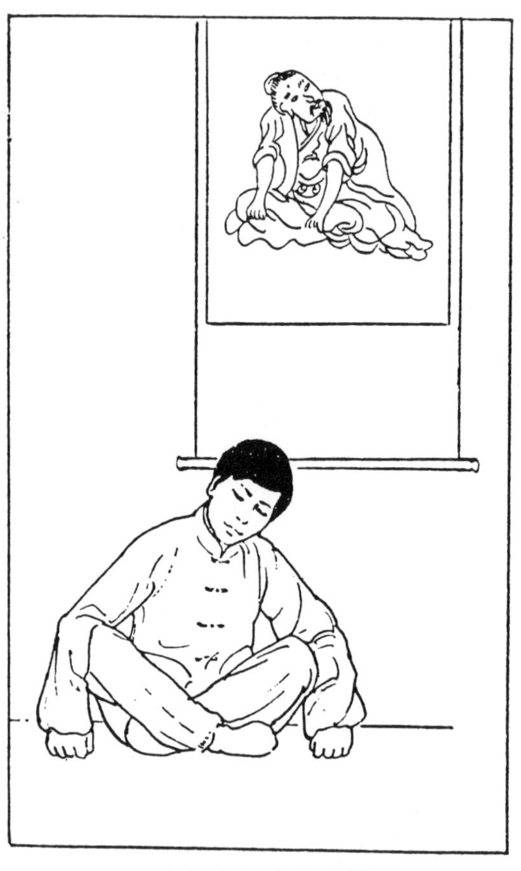

大暑六月中坐功圖

大暑六月中坐功圖

每日丑寅時，雙拳著地，轉頭向肩引，作虎視，左右各十五次。叩齒、吐納、咽液。

可治：頸項胸背風毒，咳嗽，氣喘渴煩，心胸膈滿，臍上或肩背疼痛，中風，小便不暢，皮膚疼及健忘等症。

七月練功圖

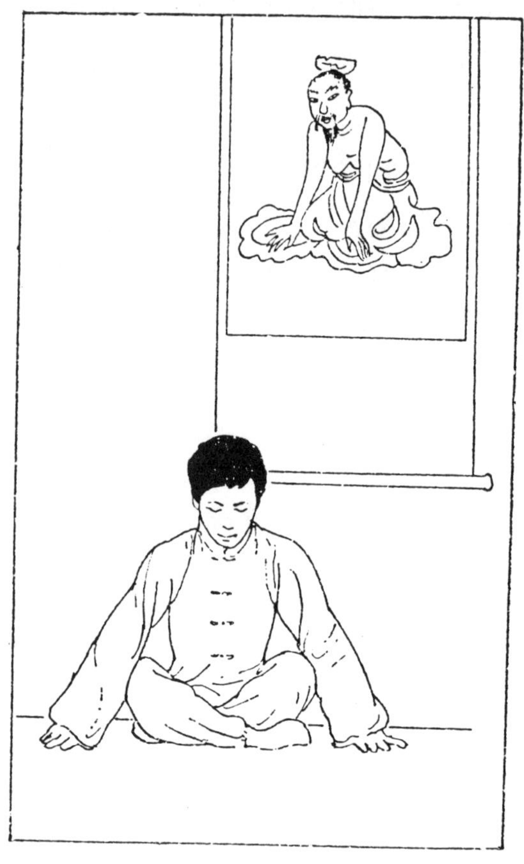

立秋七月節坐功圖

七月於一年中屬申，經絡配足少陽膽經，卦象為否（☰☷）。否者，塞也，天地塞而陰陽不交之時，故君子勿妄動。宜緩逸其形，收斂神氣，使志安寧。生氣在午，坐臥宜向正南。

立秋七月節坐功圖

每日丑寅時，正坐，兩手掌拄地，身體同時上拱。拱時全身結抱，成渾然狀態；不可出死角，使神氣散亂。上拱時吐濁氣，收回時納清氣，如此做三十六次。之後，盤膝端坐，叩齒，咽津液。

功效：補虛益損，去腰腎積氣。可治心肋痛、面無光澤、足熱、頭痛、眼痛等症。

七月練功圖

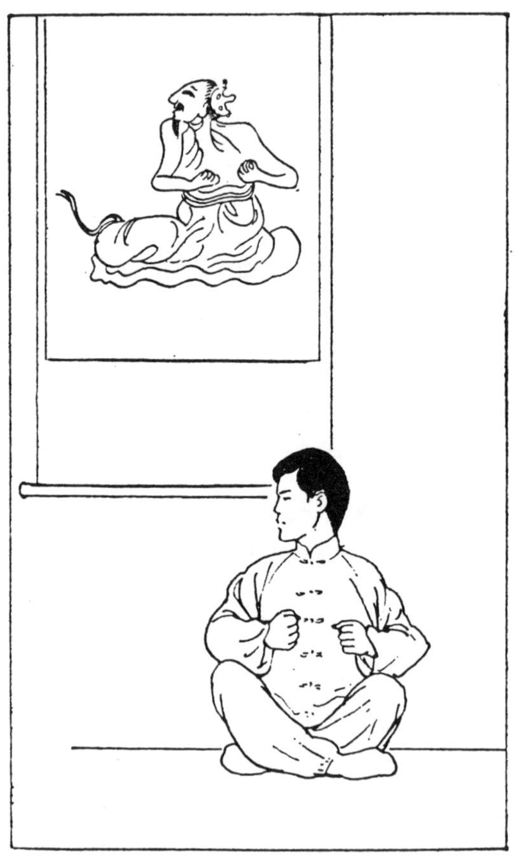

處暑七月中坐圖

處暑七月中坐功圖

每日丑寅時，正坐，以頭帶身向左右兩側盡力轉引，同時兩手握空拳輕捶腰背。左右各轉二十四次，每轉一次捶背十八下。之後，正坐、叩齒、吐納、咽津液。

可治：風濕留滯，肩背胸肋痛，氣喘咳嗽，以及消化不良等症。

八月練功圖

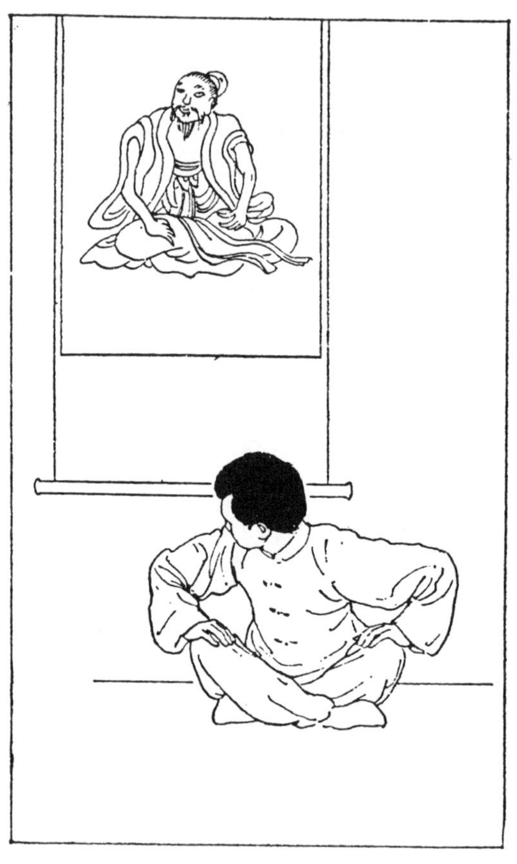

白露八月節坐功圖

八月於一年中屬酉，經絡配足陽明胃經，卦象為觀（䷓）。該月風在地上，萬物興昌之時，宜安寧志性，收斂神氣，固養保元，以筑丹基。生氣在未，坐臥宜向西南方。

白露八月節坐功圖

每日丑寅時，盤膝正坐，兩手按膝，轉頭轉身左右旋，同時兩手用力向下按推與轉身相配合。左右共轉十五次。之後，正坐、叩齒、吐納、漱液咽津。

可治：風氣留滯腰背，驚恐、狂躁，出虛汗，喉痛不能說話，面色暗黑，困倦多呵欠，以及一些神經性疾病。

八月練功圖

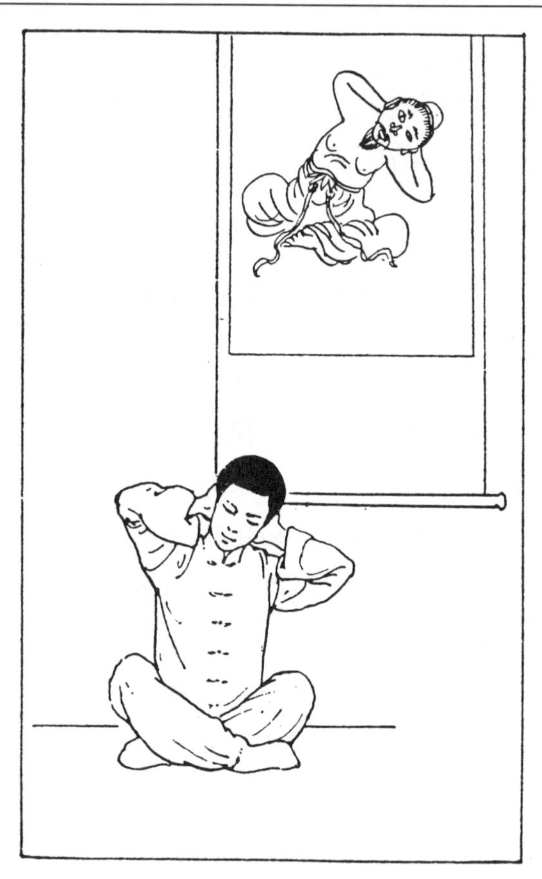

秋分八月中坐功圖

秋分八月中坐功圖

每日丑寅時，盤足而坐，兩手掩耳，頭向左右側搖，做十五次。之後，正坐、叩齒、吐納、咽津液。

可治：風濕積滯、水腫、胃寒、腹脹、咳喘等症。

九月練功圖

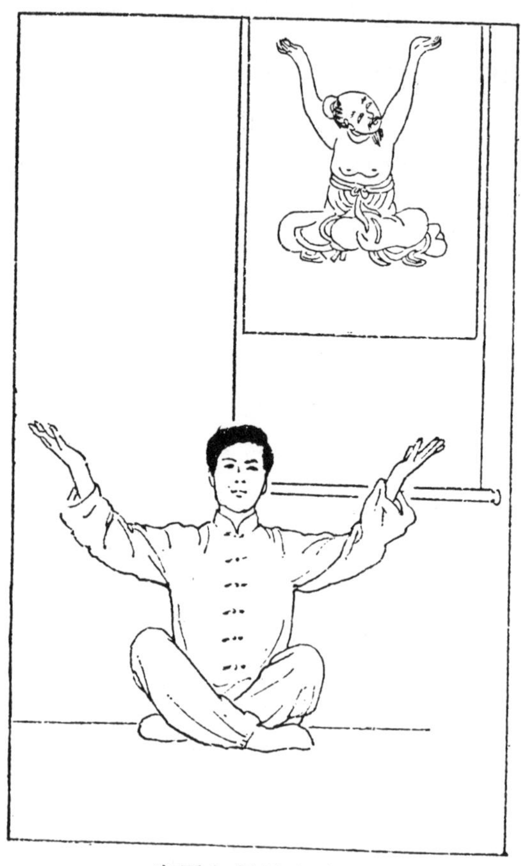

寒露九月節坐功圖

九月於一年中屬戌，經絡配足太陽膀胱經，卦象為剝（䷖）。陰道將旺，陽道衰弱，應當固精斂神。生氣在申，坐臥宜向西南。

寒露九月節坐功圖

每日丑寅時，正坐，舉兩臂，聳身上托十五次。再擰身面向左右方，各托十五次。之後，仍正坐，叩齒三十六次，吐納片刻，漱液咽津。

可治：風寒濕邪，頭痛，脇痛，眼流淚，出鼻血，痔瘧等症。

九月練功圖

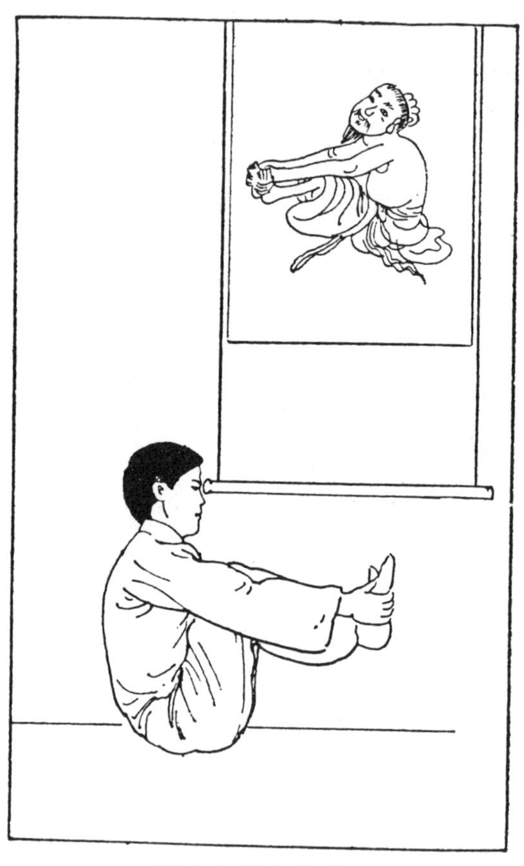

霜降九月中坐功圖

霜降九月中坐功圖

每日丑寅時，平坐，舒兩手攀兩足，足用力前蹬，再收回，手不鬆。如此蹬、鬆三十五次。之後，盤膝正坐，叩齒三十六次，吐納片刻，漱液咽津。

可治：風濕入腰，腳、大腿難以彎屈，頭、背、腰、股、襠部痛，肌肉痿縮，便血或小便不暢，腳氣等症。

十月練功圖

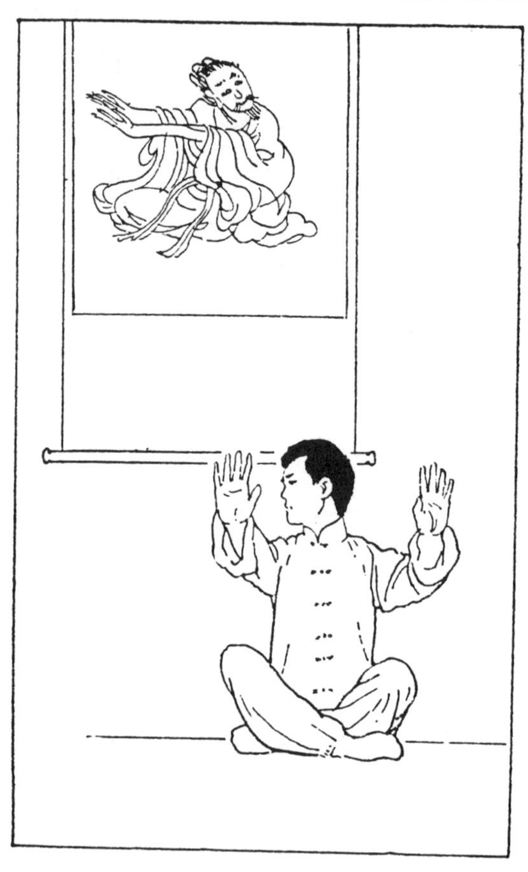

立冬十月節坐功圖

十月於一年中屬亥，經絡配足厥陰肝經，卦象為坤（☷☷），坤為順，以服健為正，當安於正以順時。是月宜早臥晚起，溫養神氣，無令邪氣嚇人。生氣在酉，坐臥宜向西方。

立冬十月節坐功圖

每日丑寅時，正坐，一手按膝，一手挽肘，左右顧。兩手左右托，各十五次。吐納、叩齒、咽液。

可治：胸肋積滯，虛勞邪毒，腰痛，胸悶，咽食困難，聽力不降，面腫眼痛等症。

十月練功圖

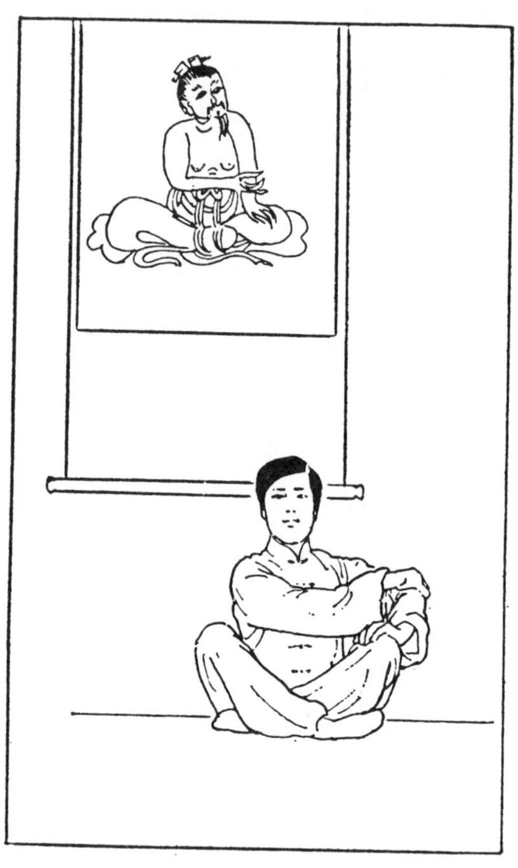

小雪十月中坐功圖

小雪十月中坐功圖

每日丑寅時，正坐，一手按膝，一手挽肘，左右爭力，各十五次。吐納、叩齒、咽液。

可治：風濕、熱毒、小腹腫痛，急喘，瘀血等症。

十一月練功圖

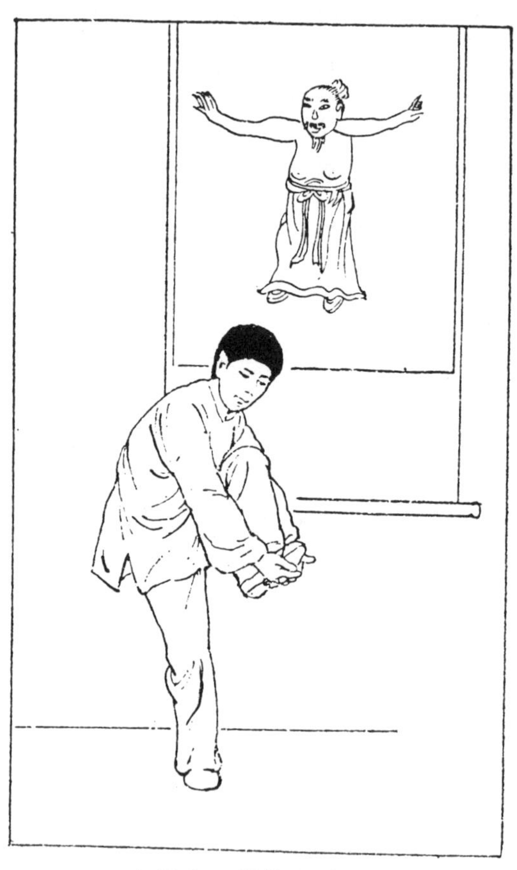

大雪十一月節坐功圖

十一月在一年中屬「子」，經絡配足少陰經，臟腑主腎，應火。卦為復（☷☳），當靜養以順陽生。當月生氣當戌，坐臥宜向西北。

大雪十一月節坐功圖

每日子丑時，起身，仰膝，兩手左右托兩足，左右踏，各三十五次。叩齒、咽液、吐納。

可治：腳膝風濕，毒氣，口熱，舌乾，心煩，心痛，黃疸腸癖，陰下濕，飢不飲食，咳血，驚恐等症。

十一月練功圖

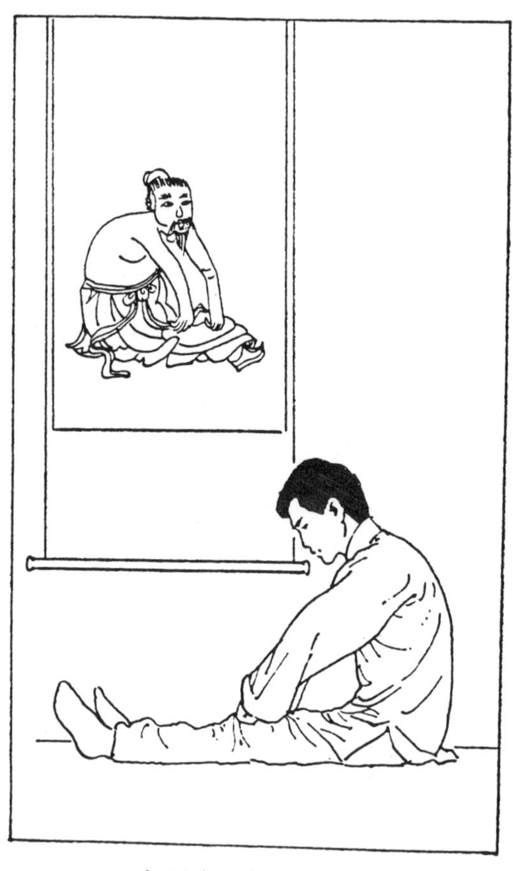

冬至十一月中坐功圖

冬至十一月中坐功圖

每日子丑時，平坐伸兩足，兩手握拳，按兩膝，左右用力各十次。同時吐納、叩齒、咽液。

可治：手足經絡寒濕，足痿厥，嗜睡，背肩脇下疼痛，胸滿，大小腹痛，大便困難，頸腫，咳嗽，腰冷如冰，凍瘡等症。

十二月練功圖

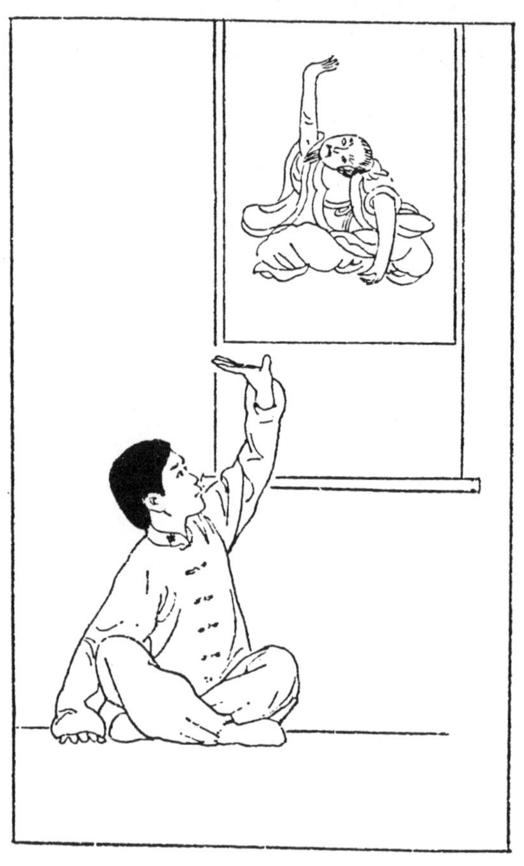

小寒十二月節坐功圖

十二月在一年中屬丑，經絡配足太陰脾經，卦象為臨卦（䷒）。該月天地閉塞，陽潛陰施，萬物伏藏，去凍就溫。勿犯風邪，勿傷筋骨。生氣在亥，坐臥宜向西北。

小寒十二月節坐功圖

每日子丑時，正坐，一手按足，一手上托，用力推托十五次，挽首，互換，左右同。之後，盤膝正坐、叩齒、吐納、漱液咽津。

可治：吃飯嘔吐、腹脹、厭食、心煩、大小便不通，面黃口乾、怠惰嗜睡等症。

十二月練功圖

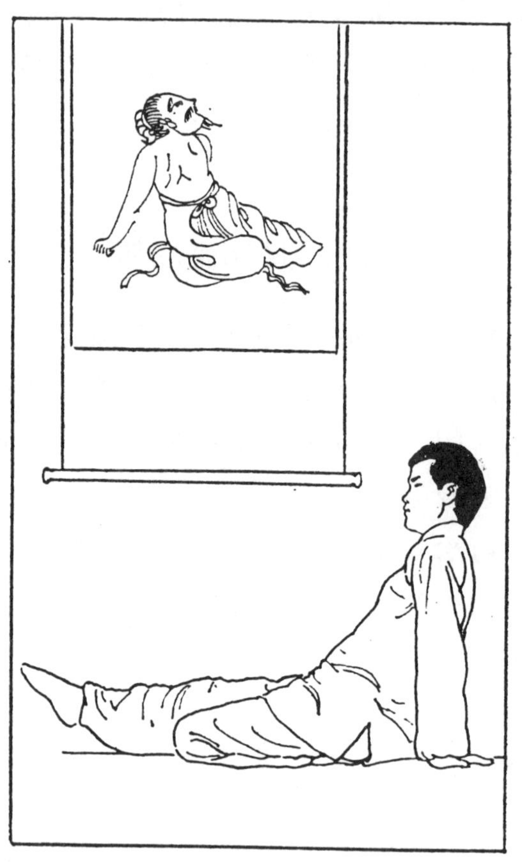

大寒十二月中坐功圖

大寒十二月中坐功圖

每日子丑時，兩手向後踞床（或地），一腿跪坐，另一腿用力前伸，左右各做十五次。之後，盤膝正坐、叩齒、吐納、漱液咽津。

可治：經絡積氣不通，體不能動搖，舌根痛，股膝肉腫，足背痛、腹脹、腸鳴、消化不良等症。

第三章

中國氣功流派圖示

坐　功

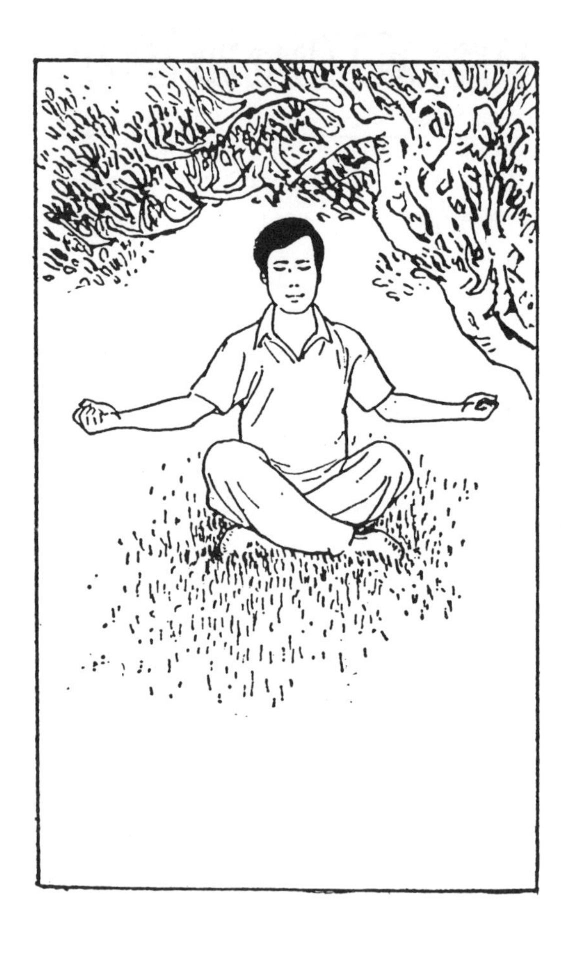

練功中身體呈坐式，可動可靜。坐功又分多種姿勢。如自然盤法：兩腿自然交叉盤坐式；單盤法：兩小腿上下重疊坐式；雙盤法：雙腿交叉，兩足分別置於兩大腿上坐式；普通坐式：臀部坐凳子或床上，兩腳平放地面坐式。

站 椿 功

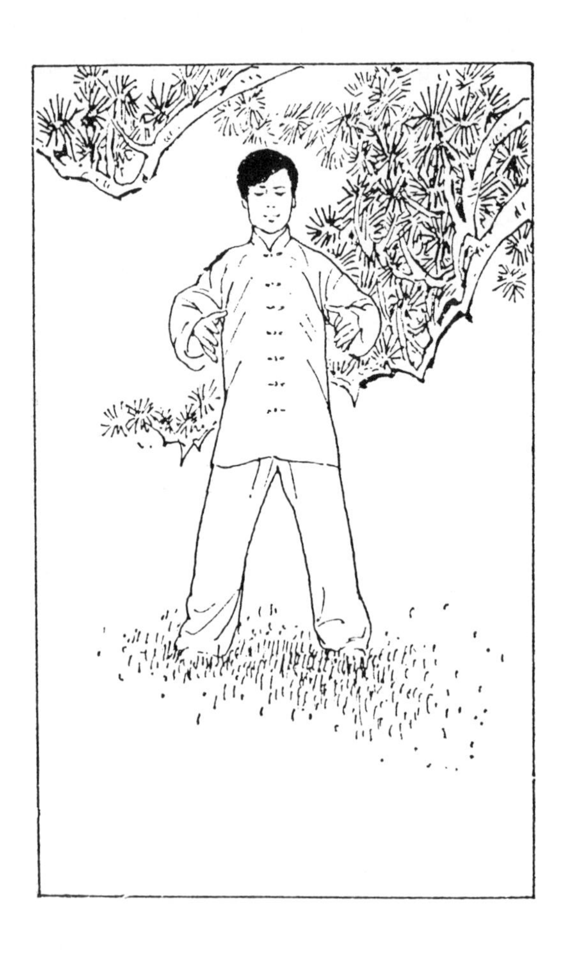

身體保持一定姿態靜立不動，進行意念和呼吸調節。一般要求關節微屈、圓襠虛腋，頭正身直、鬆肩墜肘，舒展安適，以進入「獨立守神」的狀態，醫療和武術氣功中多用之。

行　功

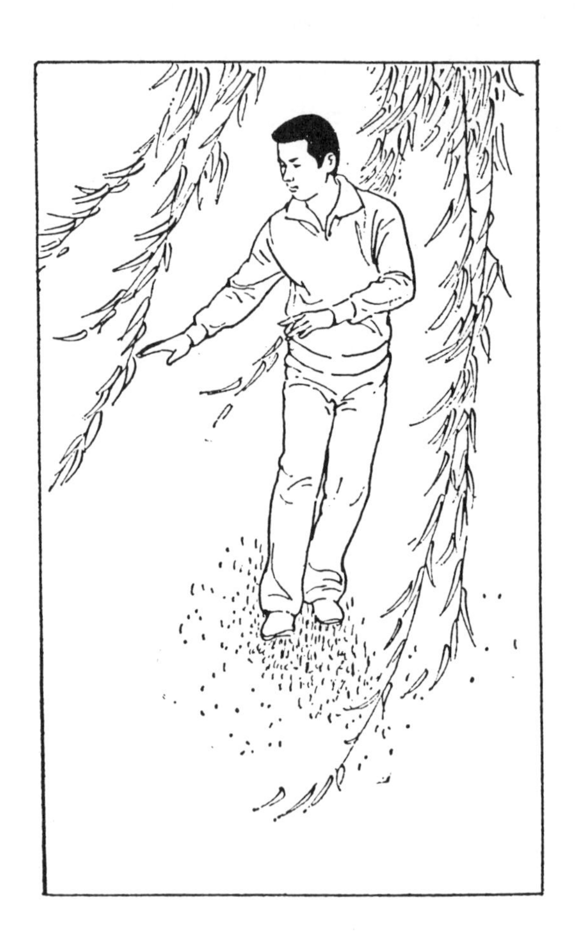

即在行進中練功。通過身體（包括頭、四肢）有規律地擺動、扭轉，配合呼吸和意念，調動氣血在全身周流運轉，祛病御疾。

臥　　功

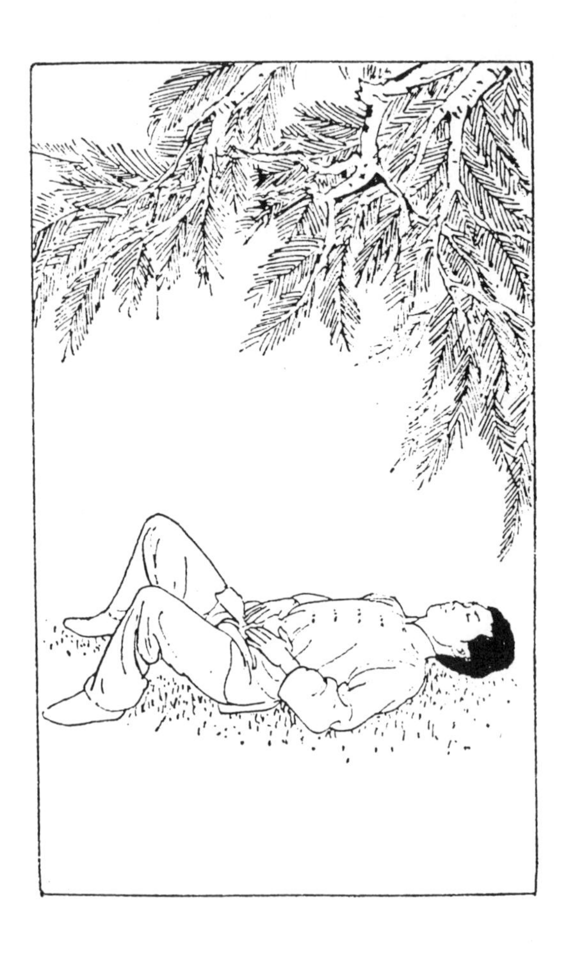

躺著練習的氣功法，有仰臥、側臥、俯臥等多種身法，四肢也有多種姿態。古養生家曾作「睡功圖」以釋其奧。多作為輔助性練習，也較適於體弱者練功。

道　家　功

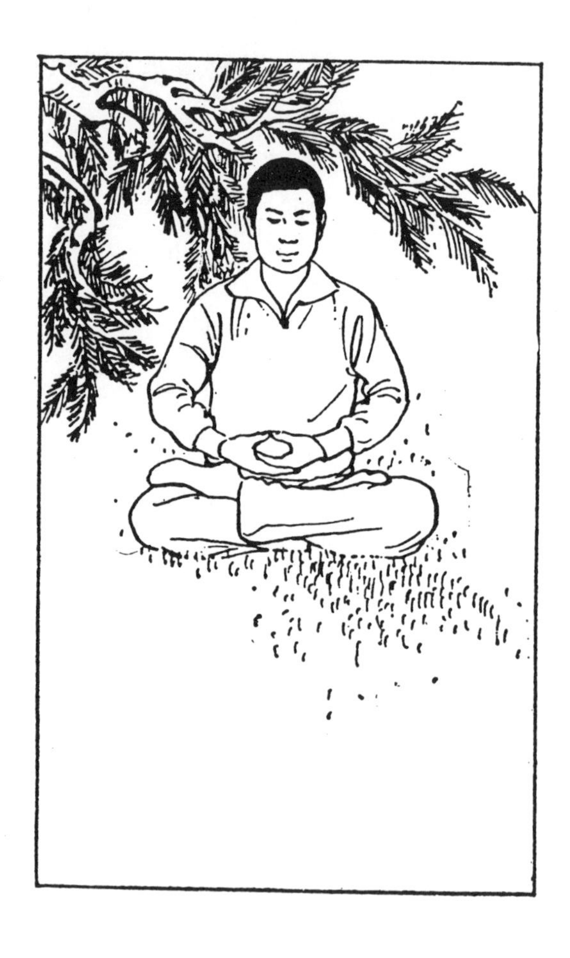

　　道家氣功術法林立、分派繁多，而以練氣、內丹為其主流。重自然的陰陽、五行變化，突出研究人體重重奧秘，體系較為完備，對練功中的程序、反應析解較為詳盡。強調性命雙修，注重人與自然的關係。

佛　家　功

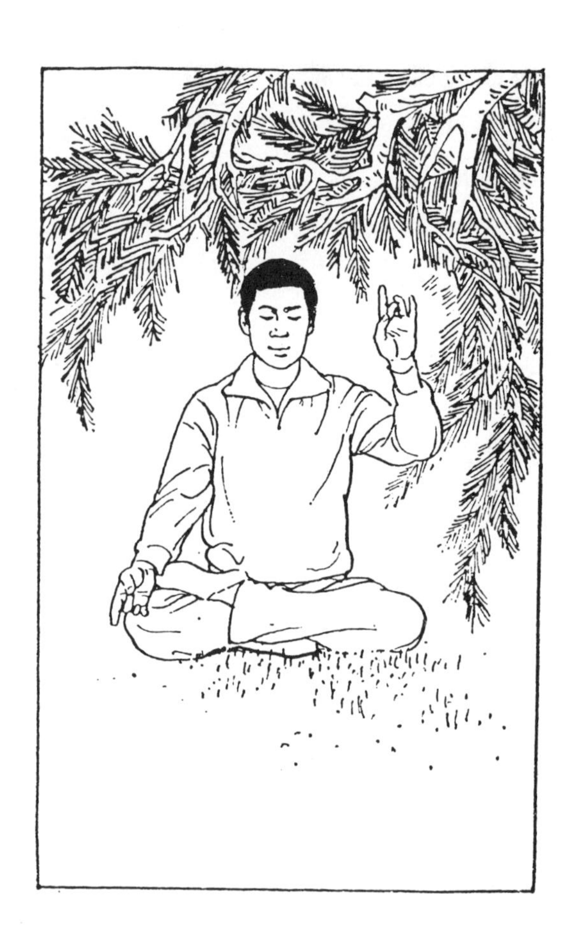

以佛家「體悟宇宙與自心」為其理論核心，練功中重境界，倡虛靜。通過坐禪、參禪、冥想，以達到除雜念，淨身心。強調練功「生活化」，並重視對人生的悟解。天台宗的「止觀」、禪宗的「禪定」、密宗的「瑜伽」當為較典型的佛家氣功修持方法。

醫　家　功

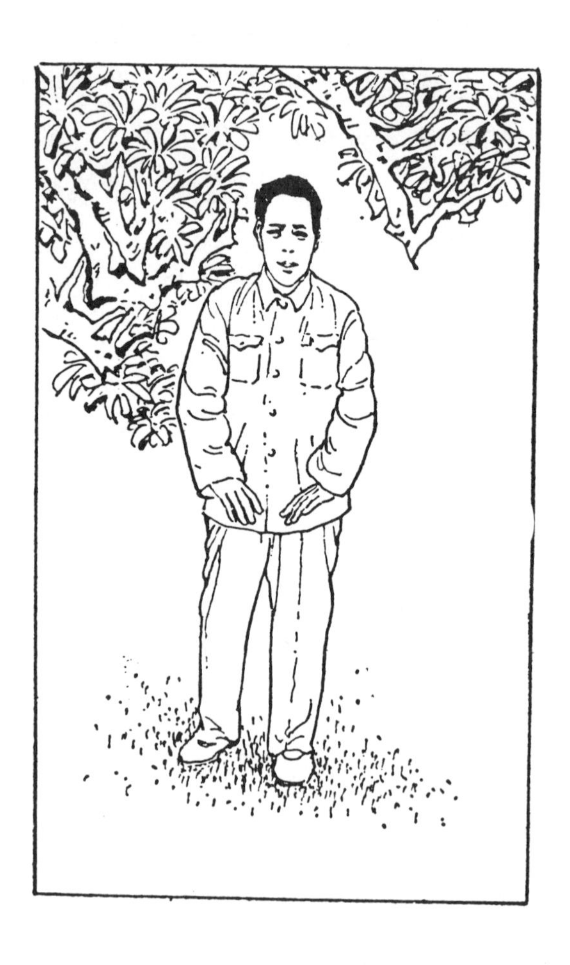

以中醫的基本原理作為理論基礎，從防病、治病的角度出發，通過練功來攝全生命。歷代醫家都極重此術，≪內經≫、≪養性延命錄≫、≪諸病源候論≫等醫學要典均作了大量論述。

儒 家 功

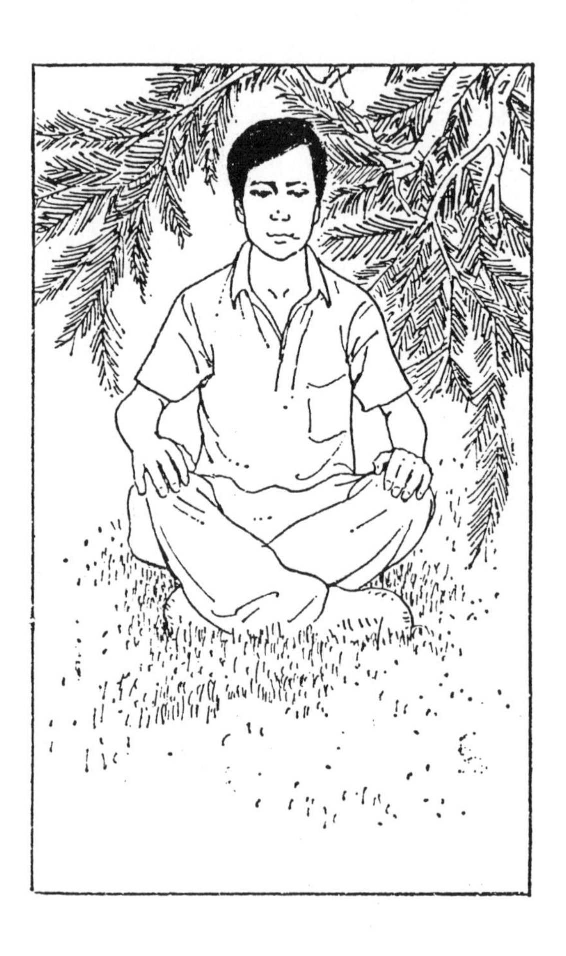

以「練心」為主旨，著重於道德的淨化與陶冶，在練功中引入倫理規範。講究「正」與「直」，倡導「養氣」，要求「身」、「意」、一致。歷代儒家修持者多注重靜坐。

武術氣功

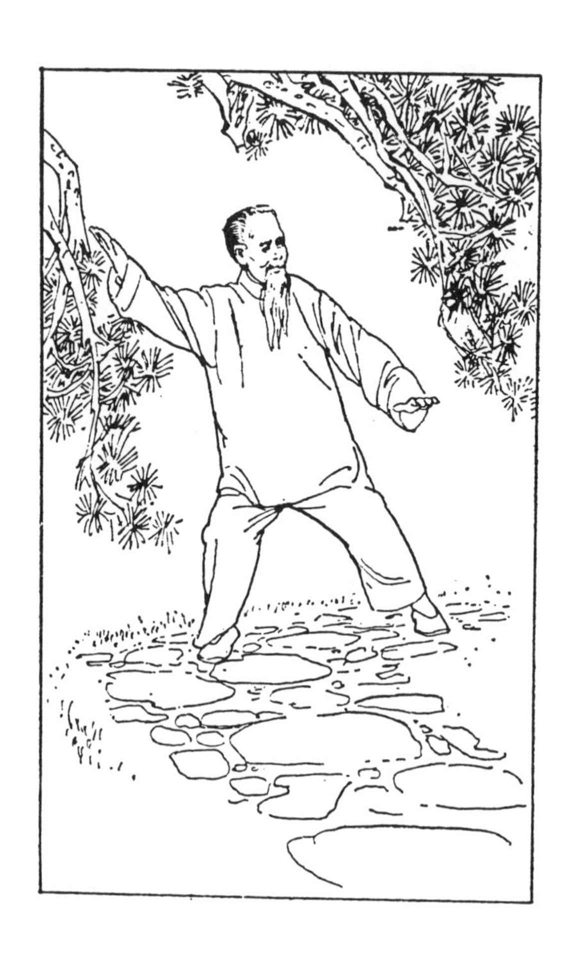

亦稱武術內功，是武術家用以內修的方法，是有技擊防身效能，後又逐漸發展成為健身體系。

武術氣功以充盈內氣為基礎，講究意、氣、力相結合，在練法上重練丹田之氣，可提高人體反應靈敏度，在內強壯內臟，在外堅實筋骨。

靜　功

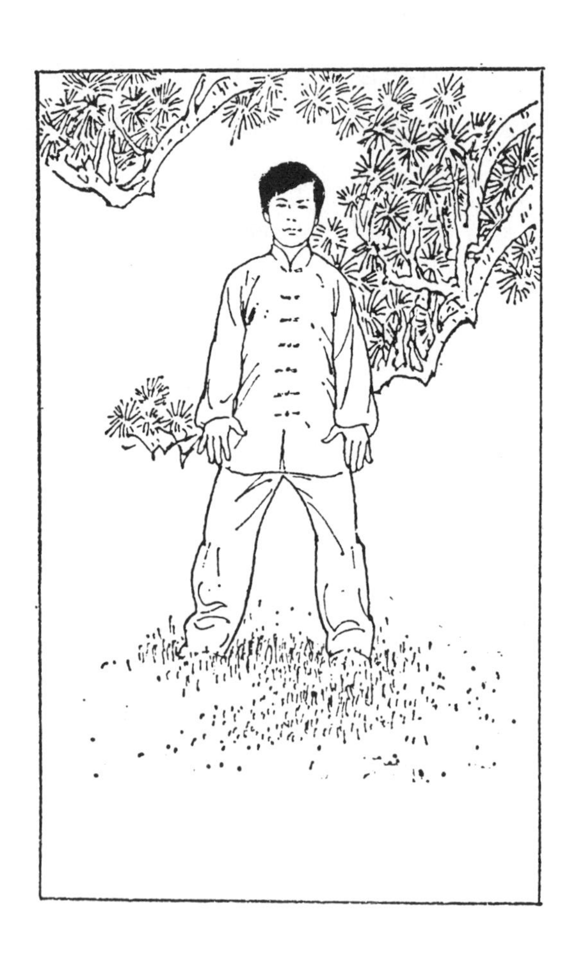

練功中身體外形保持不動的氣功功法。被視為築基和通往高級階段不可缺少的練功方式，故稱「靜中乾坤大」。

動　　功

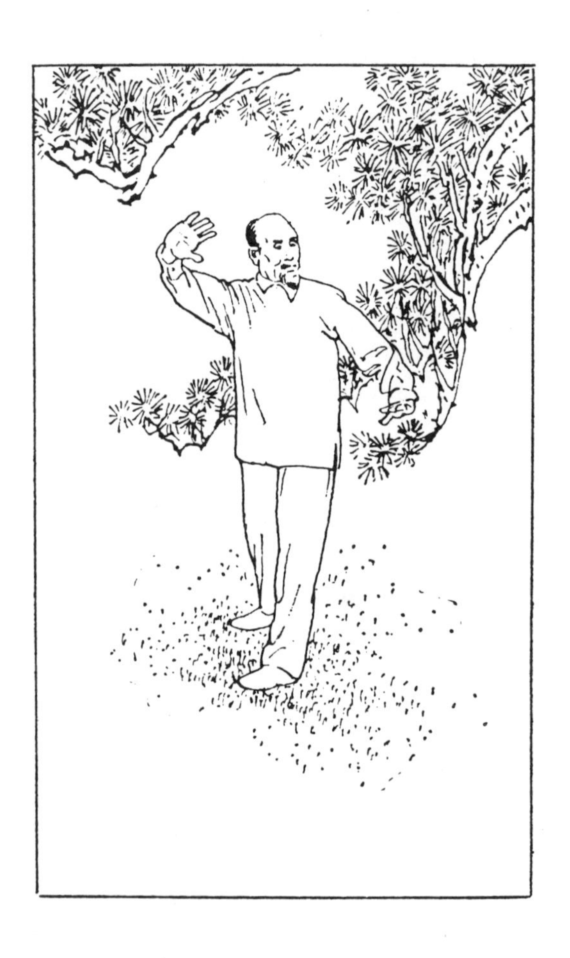

在意念引導下，以肢體外形動作帶動內氣按一定方式周流運轉，使內外相合、理氣活血的氣功功法。傳統的導引、象形氣功、按摩等均屬動功範圍。

第四章

練功十要則圖解

正

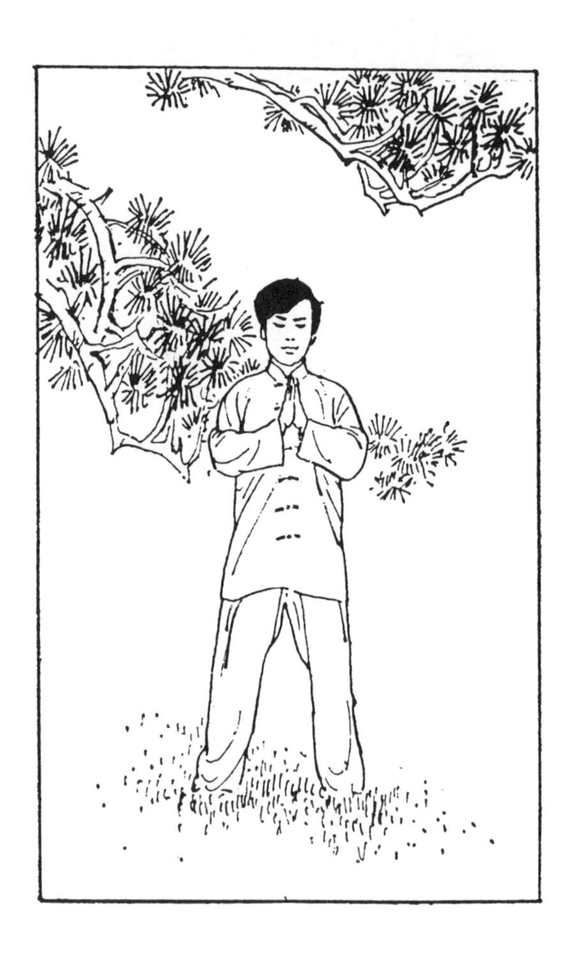

包括身正與意正。

人體是一個自然優美的對稱結構，在日常勞作中，對這種對稱都有著不同程度的扭曲。回復人體的對稱性也是調動其潛在能力，從而走向更加健康的一個重要方法，這也是氣功「返先天」的一方面含義。身體處處端正是最佳體態的要求，此時才能實現左右、上下、內外的統一，為進一步的氣功調節提供條件。

意正是在身正基礎上的進一步要求，即意念活動要合理。在練功中情緒平和，不擾神，不耗氣，在日常生活中也要誠信，不起妄念，沒有精神負擔，克服一切心理障礙。

「正」為各家功法的核心綱要，它從一個方面整頓了生命的「隱秩序」，提高了人體的有序化程度。

靜

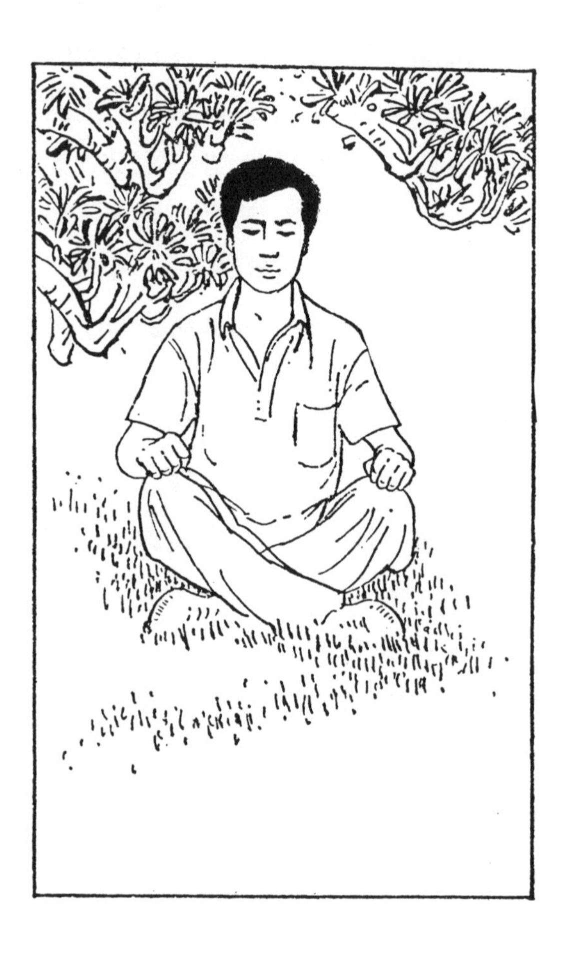

入靜是身心的一種特殊保護狀態。排除外界干擾，消除不必要的損耗，使大腦得以充分休息，並建立起一種合理的節能機制。

在靜的基礎上蓄氣、聚能，在靜中的行氣。靜又是把握人體及外界運動規律的一種方法，在排除了影響感知的種種障礙之後，對於世界的理解更具深刻性，各家均視靜功為築基必由之路。「清淨則肉腠閉拒，雖有大風苛毒，勿之能害」。

講究「靜」並非否定動，「靜以致動，是深化了的動，是生生不已的「內動」。「動靜相輔」乃是「陰陽相合」的契機之一。

鬆

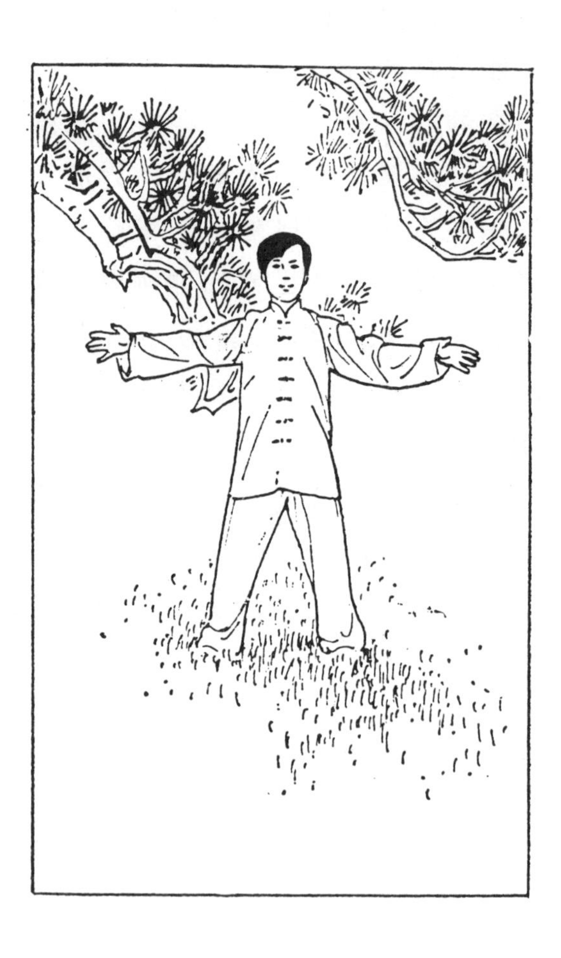

人的許多疾病皆由緊張造成，放鬆即是為了疏散緊張，協調全身機能聯繫。

不僅外形要鬆，內臟更要鬆，一些關鍵部位，如脊柱、胯、丹田、關節也要鬆。要鬆而不懈，鬆而不散，舒適得當。精神上的放鬆也應做到，不要有雜念，不執著，對練功中的一些景象、反應不追求，這樣才能鬆得徹底。

鬆的原則表現在練功的各個方面。在呼吸上，要求均勻，連貫、細緻、深長；在動作上，則為舒緩圓潤，開合有度，隨屈就伸；在意念上，為不即不離，若有若無。

「空山無人，水流花開」可謂鬆之意境。

息

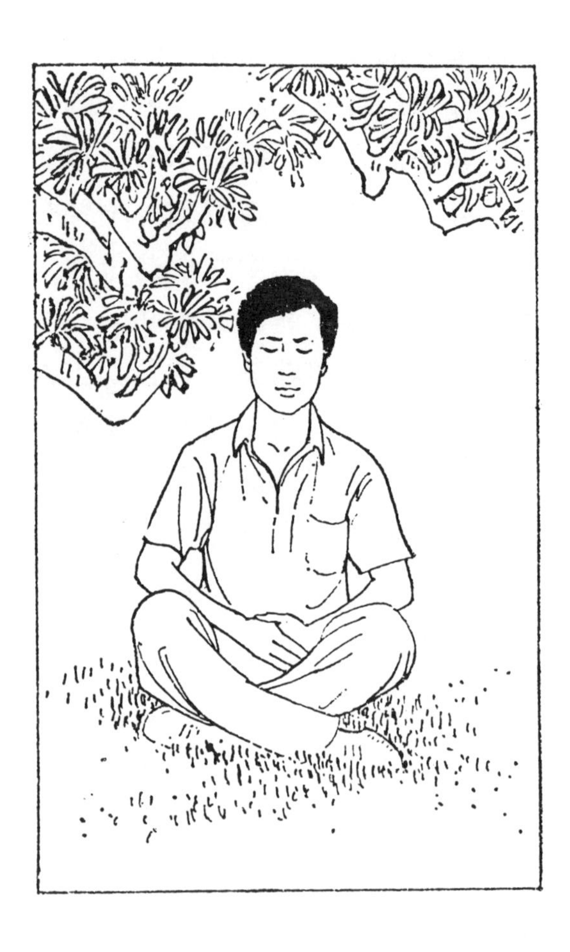

即呼吸調節。

作為基本三調（調形，調息、調心）之一，在氣功練習中占有重要地位。

氣功的呼吸方式有多種。如踵息：「呼吸則直貫陰堂而上，至夾脊而流入命門，得以祖氣相連，如磁吸鐵，而同類相親」（≪性命圭旨≫）；腹式呼吸：吸氣時鼓小腹，呼氣時收小腹，此稱為順腹式呼吸，反之稱逆腹式呼吸；皮膚呼吸：意念中全身毛孔打開，與外界出入交換氣息；龜息：模仿烏龜姿態與呼吸方式；數息：默數鼻端呼吸次數；聽息：默聽微微無聲的呼吸，等等。

調節呼吸總的原則為：不聲不滯，勿急勿徐，出惟綿綿，納惟細細，若存若亡，神氣相依。

空

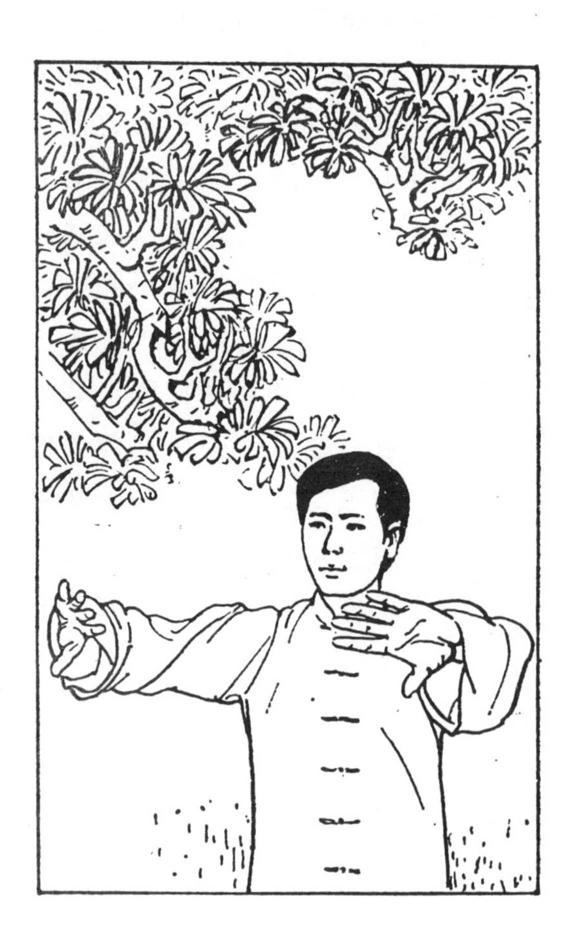

空是對緊張點的排除。

身體無一緊張點，思維亦無一緊張點，這才漸入「性命雙修」境地。

「無極生太極」，然後生二儀，四象，八卦，以至萬物，「空」實際是人體的一種「無極」狀態，因而也是深化練功內容的關鍵。「恬淡虛無，真氣從之」，這個「空」是以實在的生命過程為基礎的。

練功中處於「空」，便能逐步去掉後天「拙力」、「濁意」，返回純淨的自然態。

順

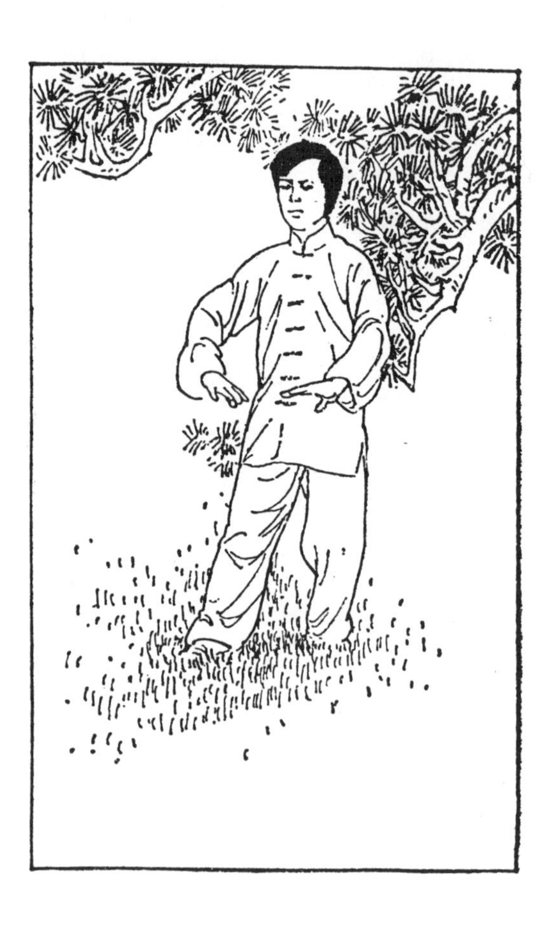

即練功中的一切動作、姿勢及意念活動要以自然為原則，順乎人體生命運動的本質規律。

動作要順，上下相隨，不僵硬，開合旋轉要「隨」，前後相隨，內外相隨，身步相隨。

練功要順乎程序，不追求，不強制，否則易出偏差。

選功法也要順，根據自己的身體情況，氣質類型，情感方式，來選擇適合自己練的功法。

循四時不虞寒熱，遵陰陽而致平和，處順隨能得暢達。順則無礙。

導

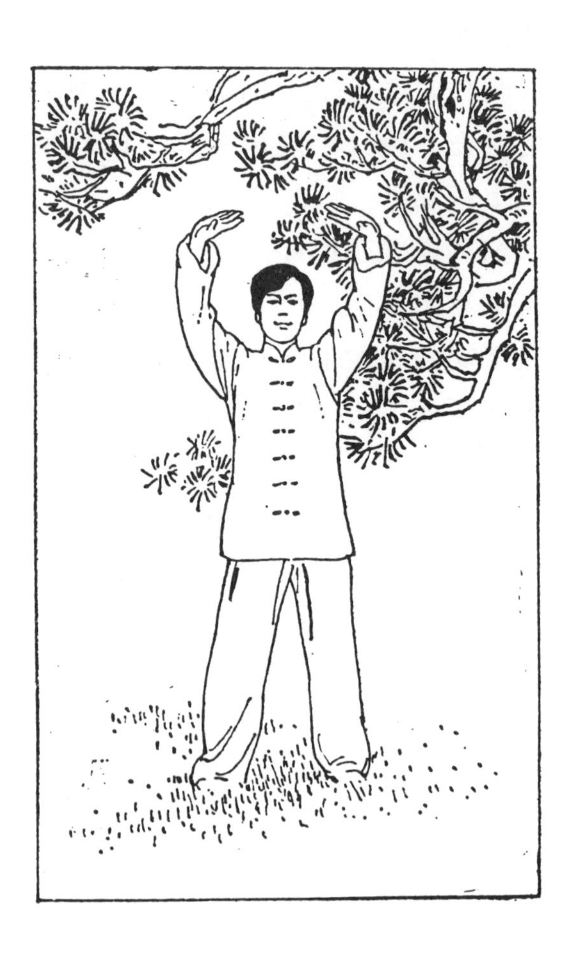

「或伸屈，或俯仰，或行臥，或倚立，或躑躅，或徐步，或吟，或息，皆導引也」。導引神氣，以養形魄，延年之道，駐形之術」。

導引為氣功重要要領，它通過肢體的局部或整體運動，主之以意念，配合以呼吸，由外及內，搖蕩筋骨而和精神，除勞去煩，制邪伏惡，疏通經絡的塞兌，引導內氣生生不止，得「流水不腐，戶樞不蠹」之效。

歷代文獻有大量導引方術的記載。≪庄子≫中的「熊經鳥伸」便是形象描述，長沙馬王堆漢墓≪導引圖≫共繪四十餘種導引姿態，而隋代≪諸病源候論≫一書就記載導引功法二百六十多種。

觀

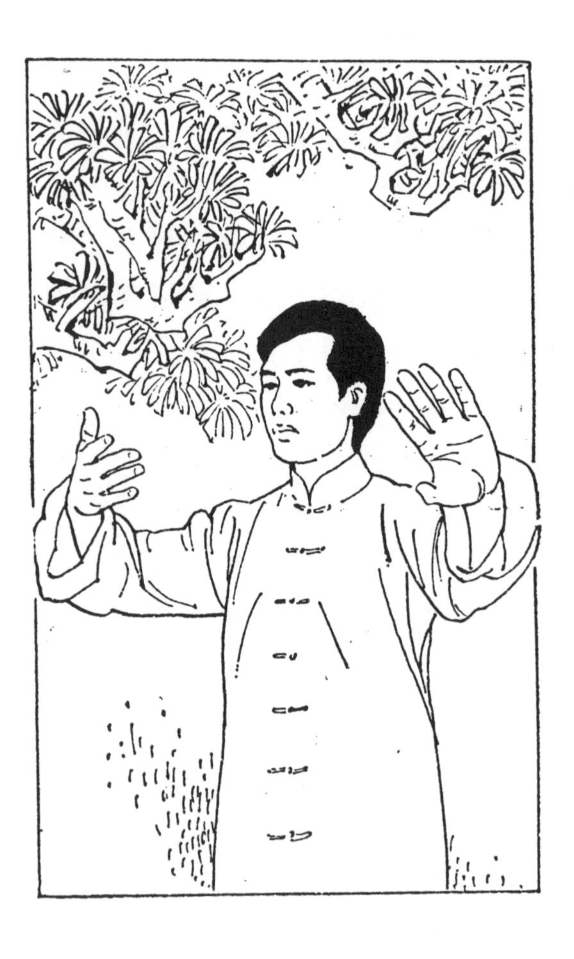

即觀想，屬調心內容。

返觀：觀自身內臟，體察機體功能，自知而自適，如明月在懷，情風洗心。

外觀：觀想諸物或諸象，使性情平和地進入一定的狀態，達到自身內部及自身與自然的和諧。纖柔的白雲，閑適的流水等均可作為外觀對象。此法尚可用於治病，如：體熱者想冰，體寒者觀火等等。

傳統氣功極重視此法，並分別以「觀禪」、「觀心」、「觀自在」、「觀相」等名之，且有林林總總的各種觀想法門、密術。

抱

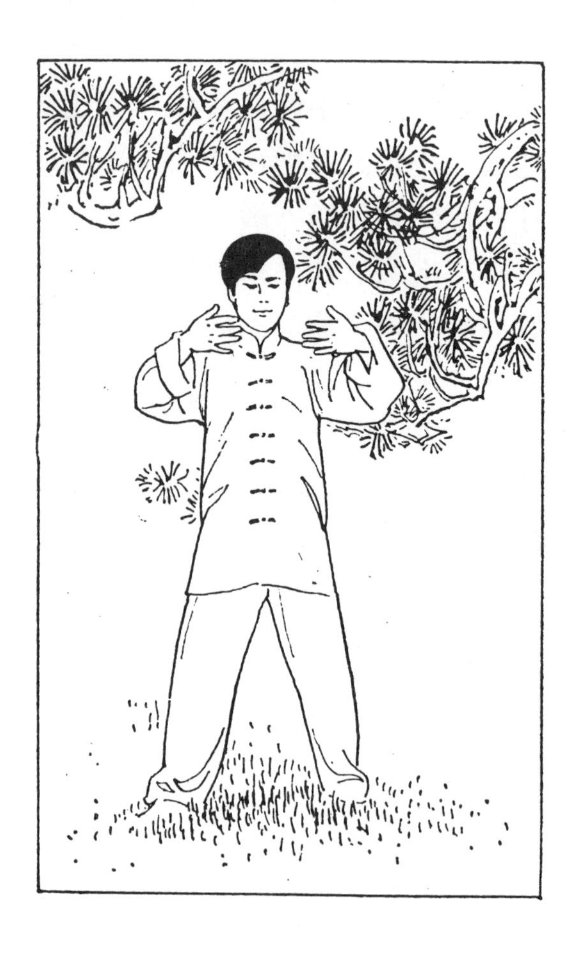

抱是為了動作、神氣上的不散亂。≪老子≫中即言：「見素抱樸」，≪性命主旨≫中說：「抱一冥心以了性也」。站樁抱球、靜功合掌謂之「形抱」，「凝神入氣穴」謂之「神抱」，「收視返聽」謂之「意抱」。

氣功練習中處處體現抱的特點，如盤膝而坐，使下盤相抱，腳趾抓地，下頷內收，均為抱。而抱的更深刻含義乃是使精、氣、神涵而一體，旺盛生命力。抱的一個具體表現是強調「合」，內外合，臟腑合、上下合、自身與空間合……處處皆合，就形成「抱」的趨勢。

抱是一種典型的內養模式，是積累能量的方法，「負陰抱陽」，這是中國內省式文化心態的形踐。

守

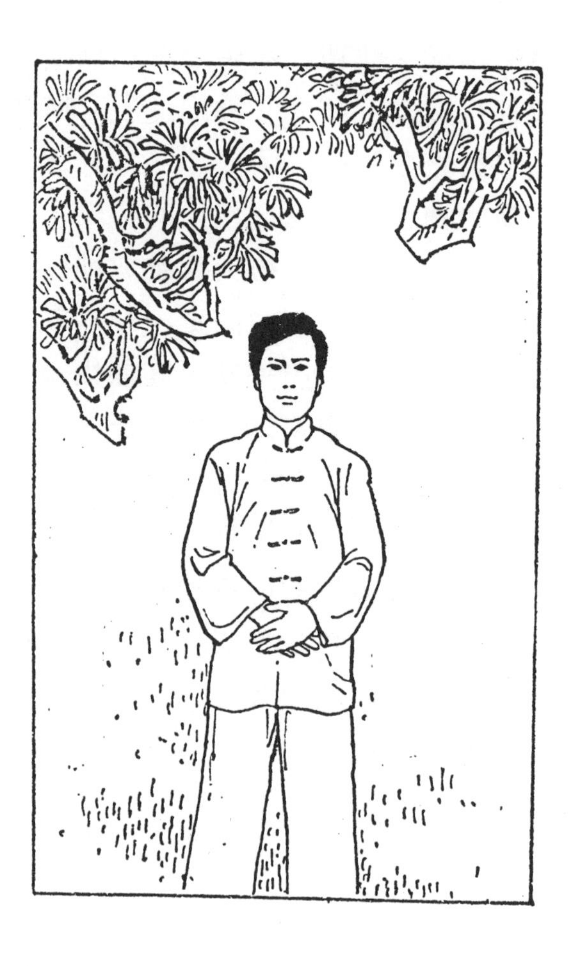

在調整好身體各個環節後，把意念集中於體內或體外一定的對象，稱之為守。

守的對象可以是某一穴位、關竅，如百會、丹田；可以是體內某一部位，如小腹、眉心；可以是身外自然景觀，如高山、蒼松；也可以是一個概念、一種情懷。在衆多方法中，意守丹田」為最常用的一種。

守有多種效果，可以用一念代萬念，有助於排雜念，較快入靜；「意到則氣到」，可起到意念針灸的治療效果。近年來的氣功科研表明，意守確實對人體自我調節有積極作用，它對改善神經系統功能，增進內分泌系統的改善，有明顯效果。

意守不可過於執著，應若有若無，不即不離，勿揚勿棄。

養生保健

古今養生保健法 强身健體增加身體免疫力

1 醫療養生氣功 定價250元

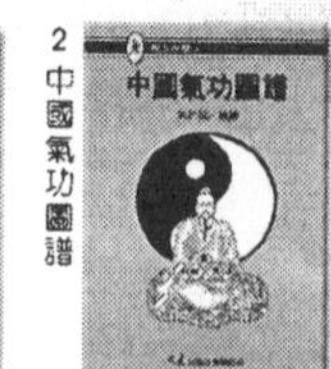

2 中國氣功圖譜 定價250元

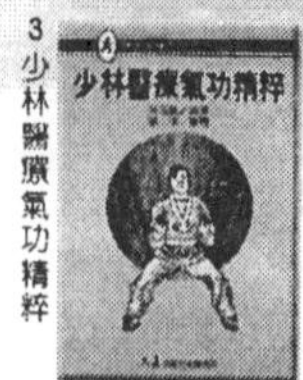

3 少林醫療氣功精粹 定價250元

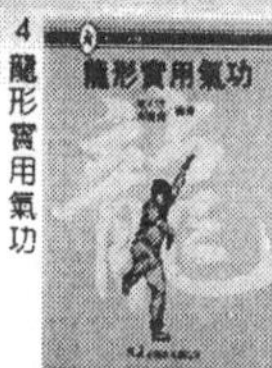

4 龍形實用氣功 定價220元

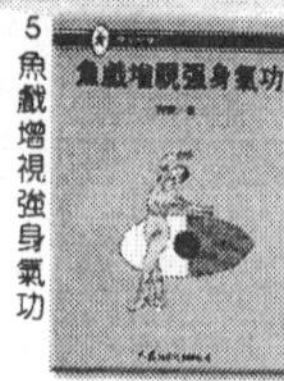

5 魚戲增視強身氣功 定價220元

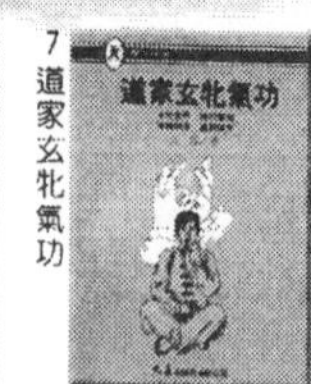

7 道家玄牝氣功 定價200元

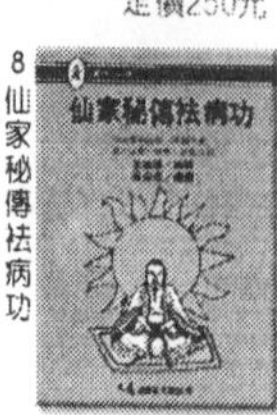

8 仙家秘傳袪病功 定價160元

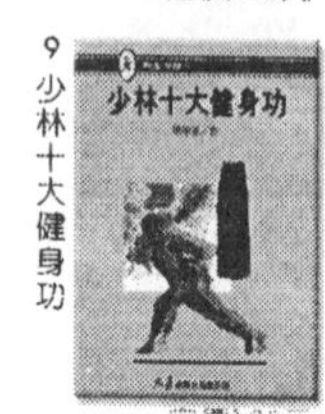

9 少林十大健身功 定價180元

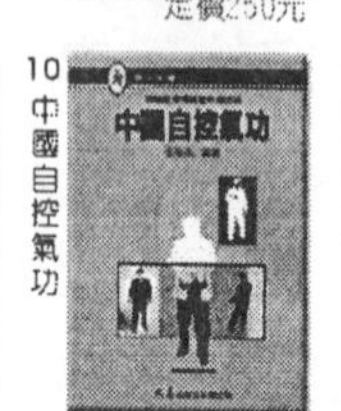

10 中國自控氣功 定價250元

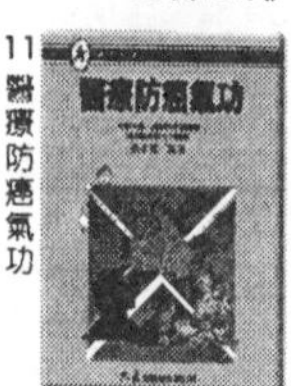

11 醫療防癌氣功 定價250元

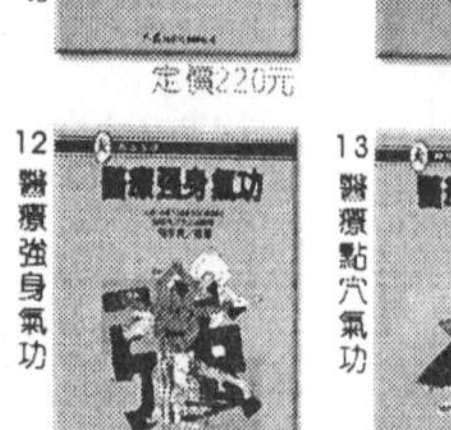

12 醫療強身氣功 定價250元

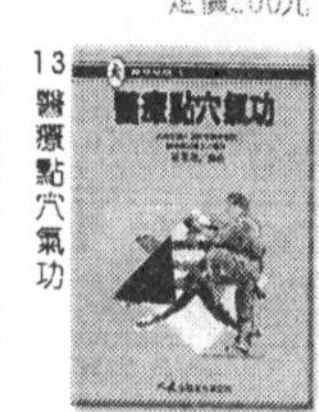

13 醫療點穴氣功 定價250元

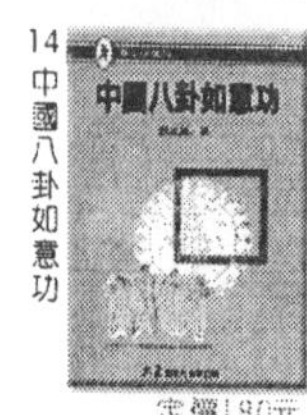

14 中國八卦如意功 定價180元

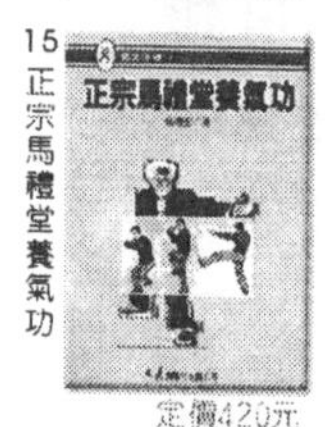

15 正宗馬禮堂養氣功 定價420元

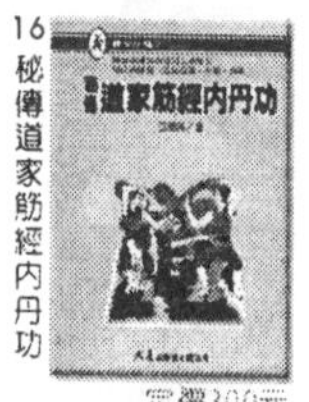

16 秘傳道家筋經內丹功 定價300元

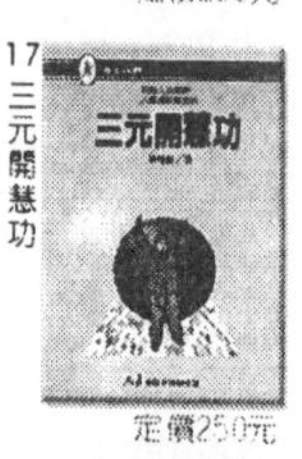

17 三元開慧功 定價250元

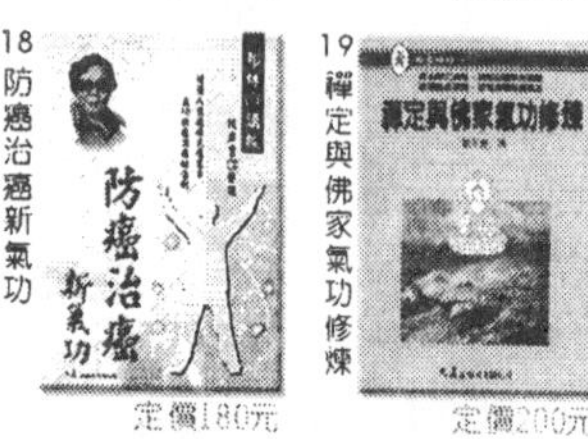

18 防癌治癌新氣功 定價180元

19 禪定與佛家氣功修煉 定價200元

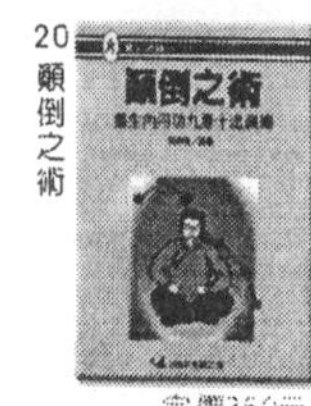

20 顛倒之術 定價360元

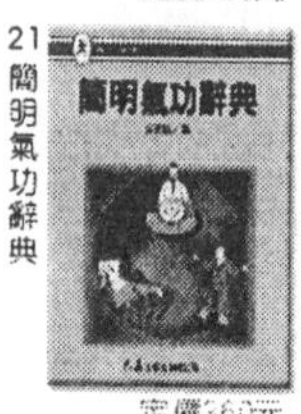

21 簡明氣功辭典 定價360元

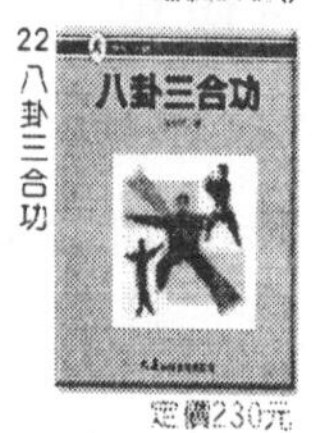

22 八卦三合功 定價230元

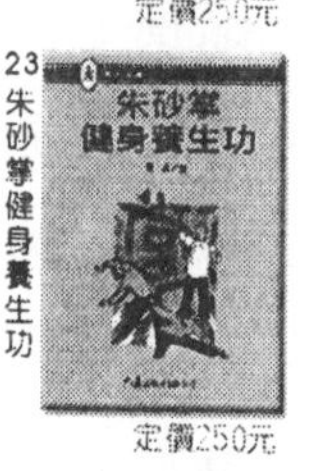

23 朱砂掌健身養生功 定價250元

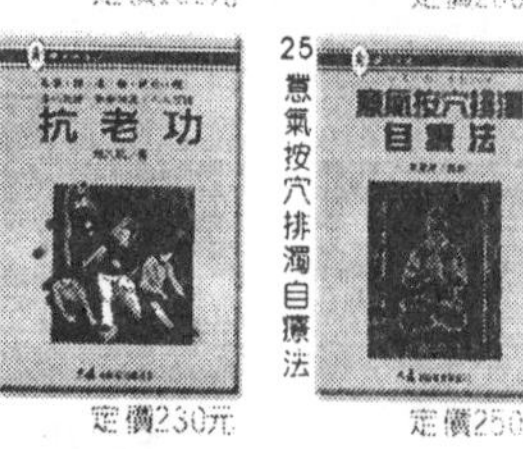

24 抗老功 定價230元

25 意氣按穴排濁自療法 定價250元

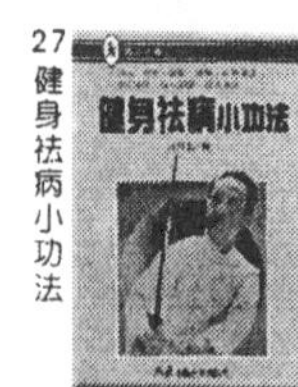

27 健身袪病小功法 定價200元

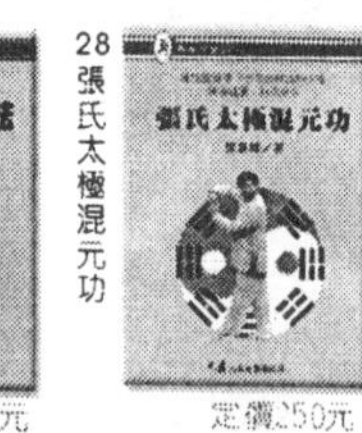

28 張氏太極混元功 定價250元

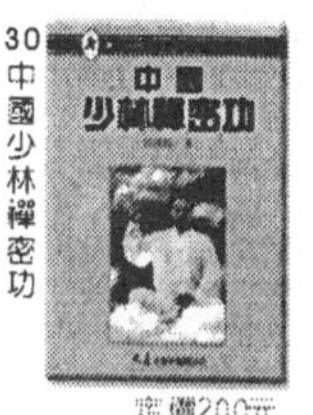

30 中國少林禪密功 定價200元

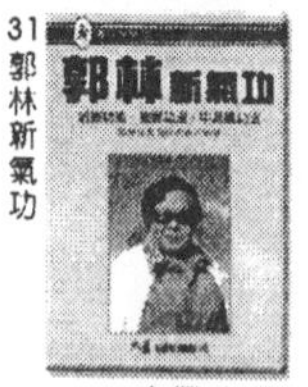

31 郭林新氣功 定價400元

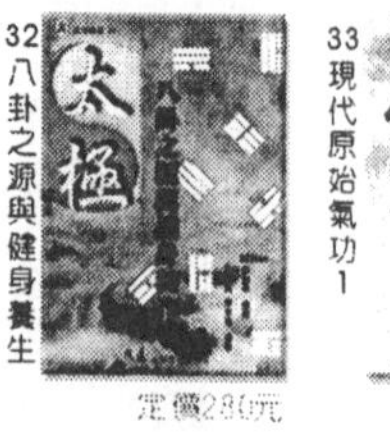

32 八卦之源與健身養生 定價280元

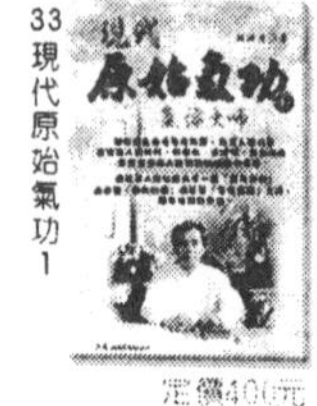

33 現代原始氣功1 定價400元

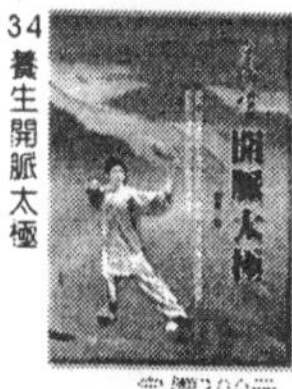

34 養生開脈太極 定價300元

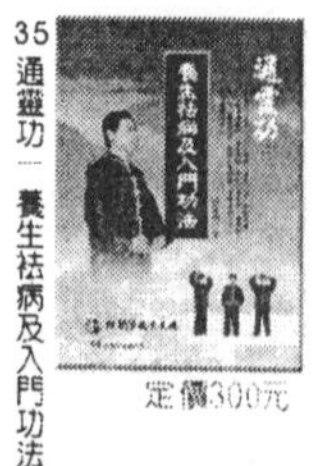

35 通靈功－養生袪病及入門功法 定價300元

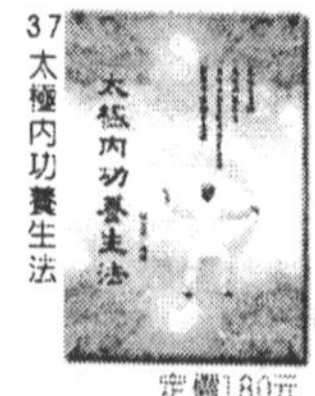

37 太極內功養生法 定價180元

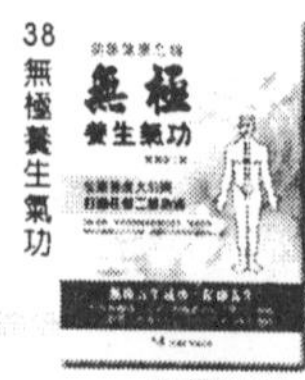

38 無極養生氣功 定價200元

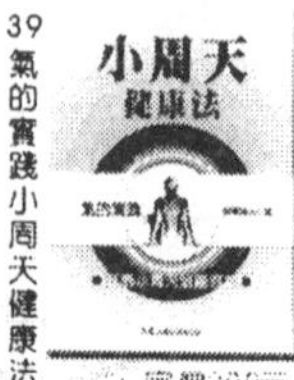

39 氣的實踐小周天健康法 定價200元

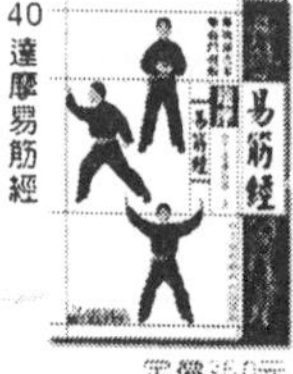

40 達摩易筋經 定價350元

彩色圖解太極武術

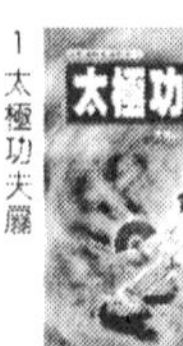

1 太極功夫扇 定價220元

2 武當太極劍 定價220元

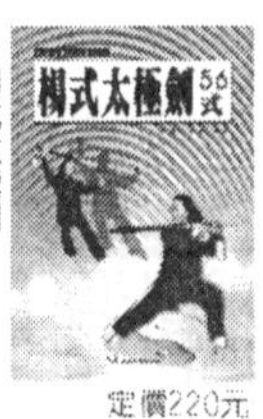

3 楊式太極劍 定價220元

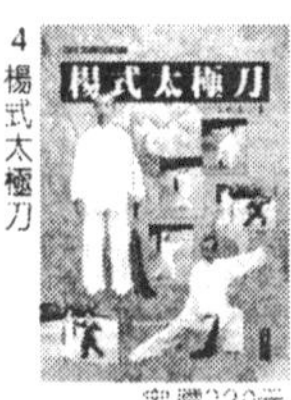

4 楊式太極刀 定價220元

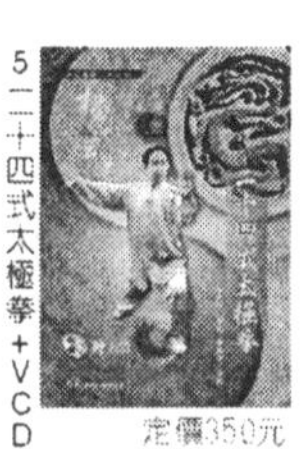

5 二十四式太極拳+VCD 定價350元

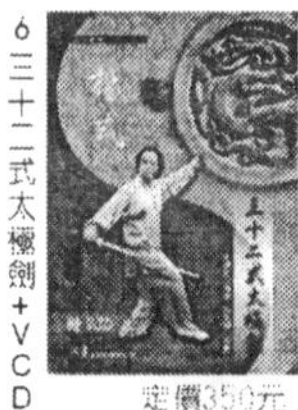

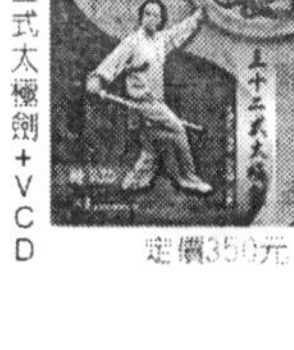

6 三十二式太極劍+VCD 定價350元

7 四十二式太極劍+VCD 定價350元

8 四十二式太極拳+VCD 定價350元

9 楊式十六式太極拳 十八式太極劍 定價350元

10 楊氏二十八式太極拳+VCD 定價350元

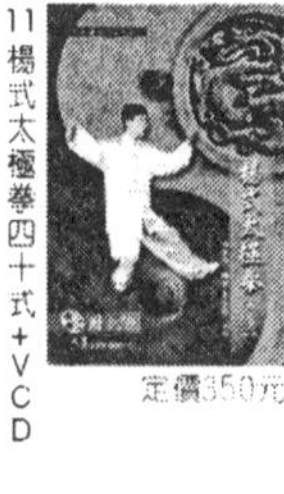

11 楊式太極拳四十式+VCD 定價350元

12 陳式太極拳五十六式+VCD 定價350元

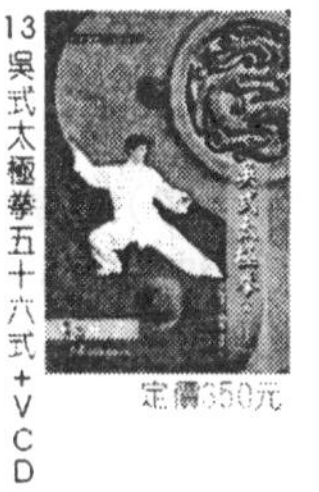

13 吳式太極拳五十六式+VCD 定價350元

14 精簡陳式太極拳八式十六式 定價220元

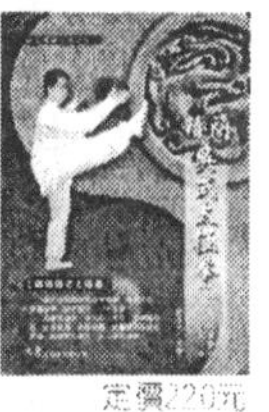

15 精簡吳式太極拳三十六式 拳架・推手 定價220元

16 夕陽美功夫扇 定價220元

17 綜合四十八式太極拳+VCD 定價350元

18 三十二式太極拳 四段 定價220元

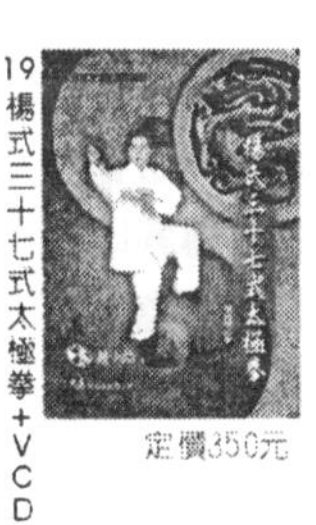

19 楊式三十七式太極拳+VCD 定價350元

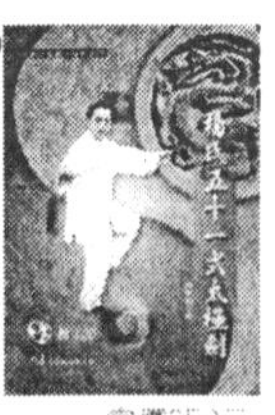

20 楊氏五十一式太極劍+VCD 定價350元

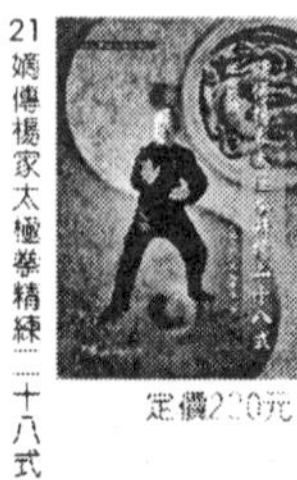

21 嫡傳楊家太極拳精練二十八式 定價220元

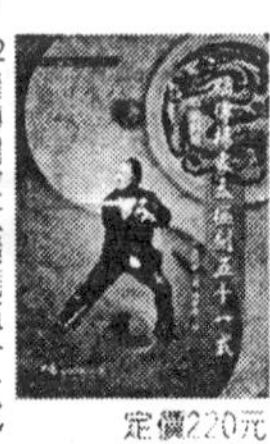

22 嫡傳楊家太極劍五十一式 定價220元

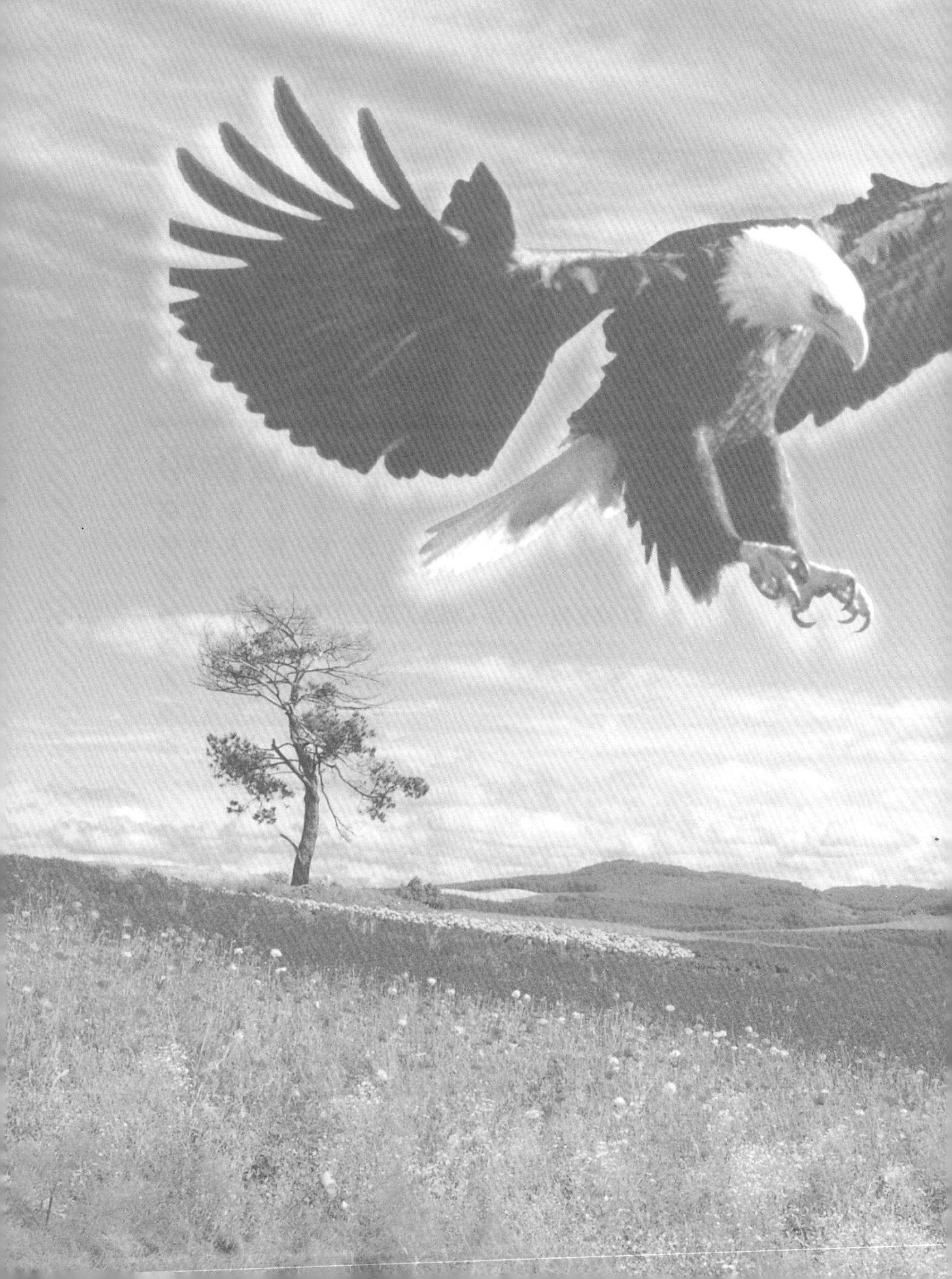